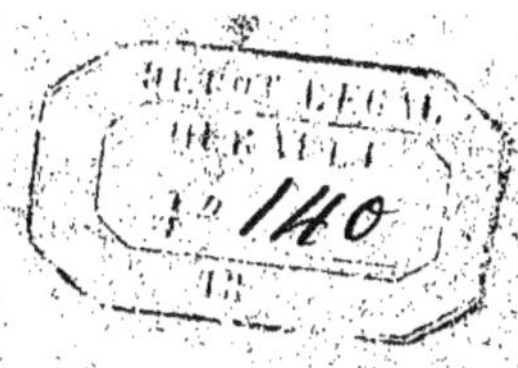

ESSAI

SUR

L'INTERVENTION DU MÉDECIN LÉGISTE

DANS LES CAS DE

SÉPARATION DE CORPS ET DE DIVORCE

PRÉCÉDÉ DE NOTIONS TRÈS SUCCINCTES SUR LA

SÉPARATION DE CORPS AU POINT DE VUE DE LA LOI

Par Alphonse VINCENTELLI

DOCTEUR EN MÉDECINE,

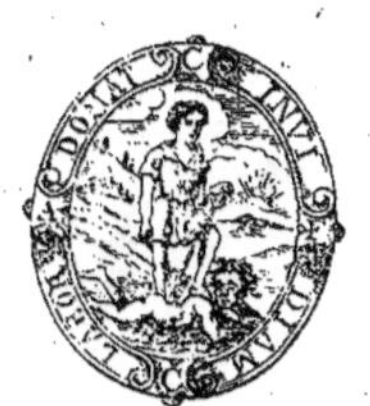

PARIS

ADRIEN DELAHAYE & E. LECROSNIER, LIBRAIRES-ÉDITEURS

Place de l'École-de-Médecine, 23

MONTPELLIER

CAMILLE COULET, LIBRAIRE-ÉDITEUR

LIBRAIRE DE LA BIBLIOTHÈQUE UNIVERSITAIRE, DE L'ÉCOLE NATIONALE D'AGRICULTURE, ET DE L'ACADÉMIE DES SCIENCES ET LETTRES,

5, GRAND'RUE, 5.

1884

ESSAI

SUR

L'INTERVENTION DU MÉDECIN LÉGISTE

DANS LES CAS DE

SÉPARATION DE CORPS ET DE DIVORCE

PRÉCÉDÉ DE NOTIONS TRÈS SUCCINCTES SUR LA

SÉPARATION DE CORPS AU POINT DE VUE DE LA LOI

MONTPELLIER. — TYPOGRAPHIE ET LITHOGRAPHIE BOEHM ET FILS.

ESSAI

SUR

L'INTERVENTION DU MÉDECIN LÉGISTE

DANS LES CAS DE

SÉPARATION DE CORPS ET DE DIVORCE

PRÉCÉDÉ DE NOTIONS TRÈS SUCCINCTES SUR LA

SÉPARATION DE CORPS AU POINT DE VUE DE LA LOI

Par Alphonse VINCENTELLI

DOCTEUR EN MÉDECINE,

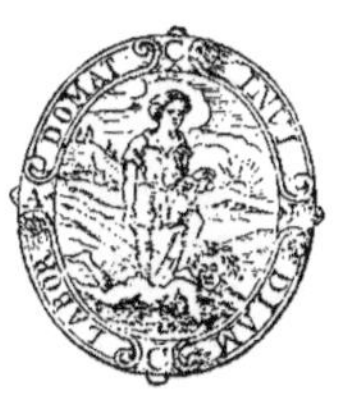

PARIS

ADRIEN DELAHAYE & E. LECROSNIER, LIBRAIRES-ÉDITEURS

Place de l'École-de-Médecine, 23

MONTPELLIER

CAMILLE COULET, LIBRAIRE-ÉDITEUR

LIBRAIRE DE LA BIBLIOTHÈQUE UNIVERSITAIRE, DE L'ÉCOLE NATIONALE D'AGRICULTURE, ET DE L'ACADÉMIE DES SCIENCES ET LETTRES,

5, GRAND'RUE, 5.

1884

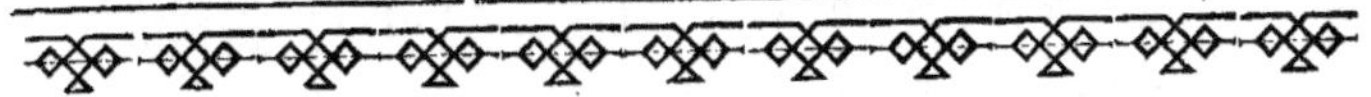

ESSAI

SUR

L'INTERVENTION DU MÉDECIN LÉGISTE

DANS LES CAS DE

SÉPARATION DE CORPS ET DE DIVORCE[1]

PRÉCÉDÉ DE NOTIONS TRÈS SUCCINCTES SUR LA

SÉPARATION DE CORPS AU POINT DE VUE DE LA LOI

AVANT-PROPOS.

Pourquoi avons-nous choisi pour objet de notre Thèse un sujet de médecine légale ?

Après six années d'études médicales, il semble en effet qu'un sujet de médecine ou de chirurgie aurait dû tenter notre esprit.

Si nous avons choisi pour notre Thèse inaugurale le sujet suivant : *Intervention du médecin légiste dans les cas de séparation de corps et de divorce...*, c'est que nous étions sous l'impression du cours public de médecine légale professé par

[1] Nous avons ajouté *divorce* au titre de notre Thèse, car, bien que la loi sur le divorce n'ait pas encore reçu la consécration officielle, le Sénat, dans sa séance du 24 juin 1884, a voté définitivement le projet de loi tendant à son rétablissement.

M. Jaumes, à la Faculté de Médecine de Montpellier, pendant le semestre d'été de l'année scolaire 1884.

Auditeur assidu, nous avons été frappé par l'intérêt que pouvait offrir l'étude de certains faits exposés avec une grande netteté de vue par notre sympathique Professeur. Le sujet de la séparation de corps nous tenta : nous en fîmes part à M. Jaumes, qui nous approuva totalement. Nous sommes heureux de pouvoir lui exprimer toute notre gratitude, qui restera inaltérable pour la bienveillance qu'il nous a témoignée durant tout ce travail.

Les instances en séparation de corps augmentent d'une façon inquiétante ; elles se comptent entre la cinquième et la dixième année de mariage, et principalement entre la dixième et la vingtième, surtout lorsque le mariage est stérile, et ces instances sont le plus souvent formulées par la femme.

Voici en effet ce que nous lisons dans le compte général de l'administration de la Justice civile en France pendant l'année 1881, présenté au Président de la République par le garde des sceaux, Ministre de la Justice et des Cultes :

« De 1876 à 1880, le nombre moyen annuel des demandes en séparation de corps soumises aux Tribunaux civils avait été de 3,264.

» En 1881, il leur en a été déféré 3,688, dont 3,107 (84 °/₀) formées par la femme et 581 (16 °/₀) par le mari : celui-ci a intenté des actions reconventionnelles dans 151 affaires et la femme dans 63.

» La profession n'a pas été indiquée pour 362 époux : 1681 (46 °/₀) étaient ouvriers, journaliers ou domestiques ; 599, propriétaires, vivaient de leurs revenus ou exerçaient des professions libérales ; 582 appartenaient au commerce et 464 à l'agriculture.

» Plus du tiers des unions (1,325 ou 36 °/₀) avaient été stériles.

» C'est presque toujours sur des excès, sévices ou injures graves, que sont fondées les instances en séparation de corps : en 1881, ces motifs ont été invoqués par 3,578 demandeurs principaux ou reconventionnels. L'adultère de la femme a été la cause déterminante dans 212 affaires et celui du mari dans 65 ; enfin, la partie demanderesse s'appuyait, dans 47, sur la condamnation de l'autre conjoint à une peine infamante.

» Au moment de la demande en séparation de corps, le mariage avait duré moins d'un an pour 25 (1 %), d'un an à cinq ans pour 749 (20 %), de cinq à dix ans pour 1,128 (31 %), de dix à vingt ans pour 1,165 (32 %) et plus de vingt ans pour 594 (16 %). Les renseignements n'ont pas été fournis dans vingt-neuf affaires.

» Toutes les demandes en séparation de corps ne sont pas parvenues jusqu'à la barre. Il en a été retiré du rôle avant jugement 501, dont 317 après réconciliation des époux. Des 3,187 sur lesquelles les tribunaux ont statué, 2,870 ou 91 °/₀ ont été accueillies : c'est 10 séparations prononcées pour mille mariages célébrés ; à Paris, la proportion est de 25 sur mille. »

Nous sommes heureux de pouvoir présenter un résumé d'une conférence sur la « *Démographie du Divorce*, faite récemment, à Paris, par M. J. Bertillon, directeur des *Annales de Démographie*. L'orateur rend sensibles ses résultats statistiques en les représentant, soit par des barres coloriées dont la longueur est proportionnelle au chiffre, soit par des diagrammes.

M. Bertillon détermine d'abord la question de divorce ou de séparation pour 1,000 mariages pour les différents états: en Écosse, en Russie, en Finlande, en Italie, la moyenne est de 1 à 5 pour 1,000. Viennent ensuite la Suède, la Norwège, les Pays-Bas, le Wurtemberg, la Hongrie, la Roumanie, où la moyenne est de 6 à 10 pour 1,000 ; enfin le Danemark, la Suisse, la Saxe, la Thuringe, les États-Unis d'Amérique, où la proportion s'élève de 11 à 28 pour 1,000.

Y a-t-il une relation entre ces quantités et les lois de chacun de ces pays ? Non, répond l'orateur. Ainsi, le Code italien permet la séparation de corps plus facilement que la Loi française, et pourtant l'Italie présente moins de séparations que la France. De même, la Norwège et le Danemark jouissent de lois absolument semblables ; or, dans le premier de ces pays, le nombre des divorces est beaucoup moins élevé. Les différences sont plus frappantes encore pour les divers cantons suisses. La raison des divorces ou séparations est donc dans les mœurs et non dans les lois.

M. Bertillon établit une curieuse comparaison entre la statistique du suicide et celle du divorce. Elles présentent une analogie frappante, et pour tous les pays les diagrammes se confondent presque.

Il faut attribuer l'un et l'autre cas à une sorte de demi-folie ; dans les ménages qui divorcent, il y a presque toujours un des époux qui persécute l'autre, un demi-fou. Ce genre de maladie sévit surtout sur les classes libérales et commerçantes, où le cerveau travaille davantage, et moins parmi les habitants des campagnes. En Suède, dans le commerce et la navigation, le nombre des divorces est de 21 pour 100,000 ; dans l'agriculture, les travaux de forêts, il est seulement de 2 pour 100,000.

Presque partout le divorce est demandé par la femme 9 fois sur 10. D'autre part, les gens qui ont des enfants divorcent beaucoup moins que ceux qui n'en ont pas : c'est ainsi qu'en France, sur 100,000 ménages, 61 séparations ont été obtenues par des ménages sans enfants et 16 seulement par des ménages avec enfants. C'est entre époux de 20 à 30 ans que les divorces sont les plus fréquents ; ils atteignent 284 sur 100,000. Entre époux de 30 à 40 ans, ils ne sont plus que de 240 ; de 275 entre époux de 40 à 50 ans ; de 98 entre époux de 50 à 60 ans ; de 55 entre époux de 60 à 70 ans. Dans les mariages disproportionnés, la fréquence des divorces diminue d'autant que la différence d'âge est plus grande si le mari est plus âgé ; et si, au contraire, le mari est plus jeune, la fréquence du divorce augmente avec la différence d'âge. C'est entre époux de même âge que le divorce est le plus fréquent.

Nous ne suivrons pas M. Jacques Bertillon dans la seconde

partie de sa conférence, où il tend à établir une certaine corrélation entre les suicides et l'empêchement du divorce. Après avoir établi qu'en France 143 suicides sur 1,000 sont causés par des chagrins domestiques, M. Bertillon s'écrie qu'il n'est pas meilleur argument en faveur du rétablissement du divorce.

Cette étude, imparfaitement traitée par nous, offre, comme on le voit, un intérêt capital. Nous croirions avoir atteint largement notre but si elle pouvait être utile à ceux de nos Confrères qui seront appelés à être en rapport avec les Tribunaux et à devenir, par là-même, médecins légistes.

DIVISION DU SUJET.

Nous n'essaierons pas d'établir une classification basée sur la jurisprudence, attendu que celle-ci peut changer et qu'il faudrait alors changer de classification. La classification, nous a dit M. le professeur Jaumes, si toutefois il en fallait une, devrait être uniquement fondée sur des bases scientifiques [1].

Notre étude comprendra les chapitres suivants :

1° Notions succinctes sur la séparation de corps au point de vue de la loi.

2° La grossesse antérieure au mariage.

3° L'adultère.

4° L'exercice du droit marital.

5° Les maladies communiquées.

6° Les coups et blessures.

7° L'allégation en réconciliation.

[1] Leçons de M. le professeur Jaumes.

CHAPITRE PREMIER.

Notions succinctes sur la séparation de corps au point de vue de la Loi.

Nous nous proposons, dans un premier chapitre, de jeter un coup d'œil rapide sur la séparation de corps au point de vue de la Loi.

Nous avons cru que ce chapitre serait d'une utilité réelle pour faciliter la lecture de notre travail, qui doit rester absolument médical. Comme dans le courant de nos explications nous aurons à parler du médecin expert, fonctionnant à côté de magistrats appelés à juger des questions de fait rigoureusement et limitativement désignées par le législateur, nous avons pensé qu'il était bon de bien définir les différentes causes qui peuvent légitimer la demande en séparation de corps devant les Tribunaux.

— Et d'abord, qu'est-ce que la séparation de corps ?

La séparation de corps est un acte judiciaire qui délivre les deux époux de la vie commune que leur imposait le mariage. (Code civil, art. 214.)

Nous ajouterons, avec Alexandre Dumas fils, que la séparation de corps sépare sans libérer — (c'est là une cause des différences qui distinguent la séparation du divorce, qui, lui, libère totalement) — et sans rompre la chaîne, qu'elle rend plus longue et par conséquent plus lourde.

Le cadre trop restreint de ce chapitre de notre Thèse nous oblige à ne pas entrer dans un long aperçu historique ; au reste, il ne nous coûte rien d'avouer que nous n'avons aucune compétence pour le faire. Il faut pourtant en dire quelques mots.

Avant la Révolution de 1789, la séparation de corps était, comme les autres parties de la matière du mariage, régie par des dispositions du droit canon.

Le législateur de la période révolutionnaire abolit, par la loi du 20-25 septembre 1792, l'institution de la séparation de corps et la remplaça par le divorce.

Un esprit moins exclusif présida à la confection de notre Code civil. Lors de la discussion au Conseil d'État du titre VI du livre Ier du Code civil, la question de savoir si la séparation de corps devait être rétablie, et surtout de savoir dans quelles limites elle serait admise, fut vivement débattue. Les partisans de la séparation de corps réussirent à la faire admettre pour cause déterminée, concurremment avec le divorce, de manière à laisser à l'époux plaignant la faculté de demander, pour la même raison, soit le divorce, soit la séparation de corps. La question, tranchée de la sorte, donnait satisfaction à tous les partis. La solution était conforme à l'équité, et surtout elle ne blessait pas la liberté de conscience comme la loi du 20-25 septembre 1792. Nous pouvons dire que ce qui fait, de nos jours, la force de la proposition de M. Naquet pour le rétablissement du divorce, c'est que, tout en répondant aux volontés d'un très grand nombre de citoyens français, elle ne blesse en rien le sentiment religieux de la population catholique de la France, car la séparation de corps va fonctionner à côté du divorce, et chacun pourra choisir suivant ses aspirations, ses principes et ses croyances.

Le divorce allait disparaître bien vite de nos Codes. Le législateur de la première Restauration abolit le divorce par la loi du 8 mai 1816. La séparation de corps resta seule applicable; seule elle régit encore tous les citoyens français.

Tout nous porte à croire pourtant que le divorce sera rétabli dans nos lois : au moment en effet où ce travail était en préparation, le Sénat discutait la loi sur le divorce et abrogeait la loi du 8 mai 1816. La prise en considération du rétablissement du titre VI du livre Ier du Code civil, déjà adoptée par la Chambre des députés, a été votée à une forte majorité par le Sénat dans la séance du 30 mai 1884, après une discussion longue, courtoise et savante qui n'a duré pas moins de trois séances, et à laquelle ont principalement pris part : MM. Naquet, Jules Simon et Labiche, rapporteur de la loi. Le Sénat est passé à la discussion des différents articles qui sont soumis à ses délibérations. Quoique le texte de la loi sur le divorce n'ait pas encore reçu la consécration officielle, nous pouvons, d'ores et déjà, considérer le divorce comme rétabli dans notre législation. Nous pouvons en outre ajouter, qu'au point de vue spécial auquel nous envisageons la question (*Intervention du médecin légiste dans les cas de séparation de corps*), le rétablissement du divorce n'apporte aucune modification à la matière.

Les mêmes causes qui légitiment la demande en séparation de corps légitimeront celle en divorce. Le divorce, rétabli, est tout simplement une solution de plus offerte aux époux pour briser une union intolérable, mais que les Tribunaux auront seuls le droit de déclarer telle.

Nous venons de dire que, si le divorce est voté, cela ne changera rien à notre travail ; en effet, le divorce par consentement mutuel étant unanimement écarté, il ne reste plus que le divorce pour cause déterminée. Or, le législateur de 1804 a édicté formellement dans l'article 306 du Code civil le fait suivant :

Art. 306. « *Dans le cas où il y a lieu à la demande en divorce pour cause déterminée, il sera libre aux époux de former une demande en séparation de corps.* »

Quelles sont ces causes déterminées?

Les art. : (Code civil) 229 à 232 vont nous les indiquer.

Art. 229. « *Le mari pourra demander le divorce (séparation de corps) pour cause d'adultère de la femme.* »

Art. 231. « *Les époux pourront réciproquement demander le*

divorce (séparation de corps) pour excès, sévices ou injures graves de l'un envers l'autre.»

Pour être, nous ne dirons pas complet — nous n'aurons pas cette prétention — mais plutôt pour ne pas être trop incomplet, il nous faut dire un mot sur chacune des causes déterminées qui peuvent donner lieu à la demande en séparation de corps.

L'adultère (art. 230 du Code civil) est la violation de la foi conjugale. (Dalloz, *Rép. alph.*— Adultère, pag. 336, tom. III.)

Le médecin aura rarement à intervenir, car l'adultère de la femme — le seul du reste où il ait à donner son avis — sera le plus souvent suivi d'un fait apparent extérieur (la grossesse), qui le rendra évident pour tous ceux qui ont à s'occuper de l'affaire; il interviendra donc dans ce cas de grossesse.

Le ministère du médecin expert sera plus fréquent et plus utile dans le cas visé par l'art. 231 du Code civil, bien que les Tribunaux, dans toute cette matière, n'aient à relever que de leur conscience.

Il faut entendre par *excès* les actes de violence qui peuvent compromettre la vie.

Les *sévices* sont de mauvais traitements qui, sans mettre l'existence en danger, la rendent cependant insupportable.

Quant à l'*injure*, elle peut consister en actions, en paroles et écrits outrageants. Le médecin expert n'aura à intervenir que pour les premières. Les autres échappent à la compétence de l'homme de l'art.

L'adultère peut être considéré comme une injure grave à l'égard de l'autre époux.

L'injure, pour être admise, doit être grave; la gravité est une question d'appréciation livrée au Tribunal: elle doit s'apprécier suivant les circonstances de temps, de lieu, de réitération plus ou moins fréquente, d'intention plus ou moins perverse, de spontanéité ou de provocation. La condition et l'éducation des parties doivent être prises en grande considération pour fixer le caractère de gravité.

La demande en séparation de corps, au terme de l'art. 307 du Code civil, est intentée, instruite et jugée comme toute autre action civile. Elle est pourtant assujettie à l'essai de conciliation, par la comparution des parties en personne, sans assistance de tiers devant le président du Tribunal.

La séparation de corps, prononcée, laisse subsister dans toute leur force les devoirs mutuels de *fidélité*, de *secours* et *assistance*, art. 212 du Code civil. Les devoirs de protection de la part du mari, d'obéissance de la part de la femme (art. 213) deviennent moins étroits, mais ne cessent pas entièrement.

La femme reste frappée de l'incapacité produite par l'impuissance maritale (art. 215-226).

La séparation de corps n'est pas irrévocable.

De même que les époux ont seuls le droit de demander la séparation de corps, de même ils peuvent seuls, en se réunissant, annuler radicalement le jugement qui les a séparés.

La réconciliation peut être expresse ou tacite ; elle peut être constatée, soit par acte authentique, soit par tout écrit, même privé, soit même par témoins et par présomptions. Les faits qui peuvent être regardés comme une preuve de réconciliation sont abandonnés à l'appréciation des magistrats. Ainsi, le retour de la femme au domicile pour soigner son mari malade pourrait ne pas être une preuve certaine de réconciliation. (Demolombe, tom. IV, n° 537.)

Au contraire, la reprise de relations intimes est toujours considérée comme destructive de la séparation de corps prononcée ; un seul fait de rapprochement serait suffisant, car on ne peut admettre, suivant l'expression de M. Valette, « que le mari aille en bonne fortune chez sa femme et en fasse sa maîtresse ». Enfin notons que l'époux contre lequel la séparation de corps a été prononcée pour adultère peut, après la mort de son conjoint, se remarier avec son complice. L'art. 298 du Code civil, en effet, relatif au divorce, ne s'applique pas à la séparation de corps.

Nous voilà arrivé à la fin de l'aperçu rapide que nous avions promis. Quoique incomplet, il est suffisant, nous croyons, pour faciliter la lecture de certains passages de notre travail, qui reste avant tout un travail médical. Une idée dominera dans les chapitres qui vont suivre : c'est celle qui consiste à dire que le médecin expert ne doit jamais empiéter sur les pouvoirs et les devoirs du juge, qu'il ne doit s'occuper, ni de la jurisprudence ni du côté moral des faits, et qu'il ne doit oublier, à aucun moment de l'expertise, *qu'il est médecin et rien que médecin*.

CHAPITRE II.

Grossesse antérieure au mariage.

S'il est quelque chose de déloyal de la part d'une femme, c'est de contracter mariage en étant enceinte d'un tout autre que de celui qu'elle épouse et de le tromper en s'introduisant sous le toit conjugal avec le fruit de ses œuvres antérieures.

Le mariage, dit le législateur, est basé sur le consentement mutuel et libre de chacun des conjoints. Nous ajouterons que ce n'est pas seulement la liberté, mais encore la loyauté qui doit présider à cet acte important.

Si l'époux est trompé et gravement outragé, il a le droit de s'adresser aux Tribunaux pour réclamer sa liberté et pour défaire autant que possible ce qui a été fait.

L'instance étant présentée, le magistrat requiert le médecin légiste et lui confie la mission délicate d'examiner:

1o Si la femme contre laquelle il y a instance est enceinte ?

2° Si elle est enceinte, à quelle époque remonte la grossesse ?

Ici se pose pour le médecin expert une question de la plus haute importance.

Le Tribunal requiert le médecin pour procéder à l'examen de la femme contre laquelle l'instance est dirigée ; la femme résiste et refuse de se soumettre à la visite.

Le Tribunal, en vertu de son pouvoir discrétionnaire, emploie des mesures de rigueur pour l'y contraindre. Le médecin doit-il, en présence du refus obstiné et catégorique de la femme et profitant de la force que lui offre le magistrat, accomplir la mission dont il a été chargé ? Jamais ; et nous sommes étonné de trouver dans Legrand du Saulle la réponse suivante : « Et pourquoi pas ? »

Dès que la femme refuse de se soumettre à la visite, le médecin légiste doit user de persuasion, et si la persuasion n'aboutit pas, il n'a qu'à prendre acte de son refus, décliner sa mission et se retirer, sans jamais, nous le répétons, profiter de la force ni de la violence [1].

1re Question : *Cette femme est-elle enceinte ?* — Si la visite est acceptée, il n'y a plus qu'à résoudre une question de diagnostic. Ici, la mission du médecin devient délicate et difficile. Il faudra qu'il use d'habileté dans l'interrogatoire qu'il fera subir à la femme, car il doit s'attendre à être induit en erreur.

La suppression des règles signale presque toujours le début de la grossesse, et on sait que l'on compte le début de la conception à partir du moment où se sont montrées les dernières menstrues. Mais outre que la grossesse peut aussi bien exister chez une femme qui n'a jamais été réglée, l'absence des règles ne suffit pas à elle seule pour caractériser une grossesse, car il peut arriver, par d'autres raisons, que les règles viennent à manquer pendant un temps plus ou moins long. D'un autre côté, on a observé assez fréquemment la persistance des règles, même dans des cas de grossesse.

La femme coupable s'étudie d'ailleurs à dissimuler ; elle niera par conséquent les divers symptômes, et au besoin elle présentera des linges tachés de sang pour simuler ses règles.

Casper-Liman raconte deux cas où l'on s'était servi à cet usage de sang d'oiseau, que l'examen microscopique permit de reconnaître. Hoffmann eut à faire un rapport sur un cas d'infanticide dans lequel la mère ne s'était pas aperçue de l'état de sa fille parce que celle-ci donnait tous les mois une chemise ensanglantée à laver ; il fut prouvé que la fille empruntait chaque fois la chemise d'une compagne.

[1] Leçons de M. le professeur Jaumes.

[2] Hoffmann ; traduit par le Dr E. Levy (Médecine légale), pag. 115.

Modifications de l'utérus. — Le changement qu'éprouve l'utérus, c'est son augmentation progressive entraînant celle du ventre, augmentation qui devient sensible, non seulement pour la personne même, mais encore pour son entourage. L'utérus gravide ne peut être senti par la main au dessus de la symphyse pubienne que dans le quatrième mois ; le volume du ventre devient de plus en plus sensible et est tel au neuvième mois que la grossesse peut difficilement être cachée, du moins à un entourage observateur. Cependant nous savons que l'augmentation de volume pendant la grossesse a une marche très diverse selon la grossesse du fœtus et selon la quantité de liquide amniotique, et que, par un costume approprié et d'autres circonstances individuelles, la grossesse peut être cachée même au neuvième mois.

L'augmentation de volume du ventre ne prouve pas, par elle-même, l'existence d'une grossesse, car les maladies de l'utérus, ainsi que les affections des autres organes abdominaux, peuvent avoir le même résultat.

Les modifications du col de l'utérus sont d'une grande valeur pour le diagnoctic. Dans la première période de la grossesse, il s'allonge et est plus facile à atteindre qu'auparavant, et, ce qui est très important, il devient mou et comme boursouflé ; cette modification se montre d'abord à l'orifice du col et, gagnant de proche en proche en allant de bas en haut, elle envahit tout le col au cinquième mois.

Dans la seconde moitié de la grossesse, il se déforme de plus en plus, parce qu'il se raccourcit par l'abaissement du cul-de-sac antérieur du vagin et parce que finalement sa partie antérieure s'efface complètement.

On observe en même temps des changements dans l'aspect et la largeur de l'orifice.

A ces symptômes se rattachent, dans la seconde moitié de la grossesse, la perception des mouvements et des bruits du cœur du fœtus et la sensation des parties fœtales à la palpation. On ne peut reconnaître les parties fœtales à travers la paroi abdominale qu'entre le sixième et le septième mois. Au huitième mois, on sent par le vagin le ballottement de la tête de l'enfant au détroit supérieur. On peut déjà entendre les battements du cœur du fœtus dans la seconde moitié du cinquième mois.

Ces trois derniers symptômes (mouvements spontanés, bruits du cœur, ballottement) sont les signes les plus certains de la grossesse ; mais les accoucheurs les plus expérimentés avouent qu'ils peuvent encore donner lieu à des erreurs.

Nous ne ferons que mentionner le gonflement des seins, car nous supposons que tout médecin connaît les modifications qu'ils subissent pendant le cours de la gestation. Souvent déjà ils se gonflent dans les deux premiers mois de la grossesse. Ce gonflement augmente peu à peu et devient considérable dans la seconde moitié de la grossesse.

La sécrétion lactée se montre ordinairement entre le sixième et le septième mois, et on peut déjà à cette époque faire sortir du lait en pressant les mamelles. Le lait a d'abord une constitution aqueuse, puis devient de plus en plus consistant et en même temps plus abondant. Les papilles et surtout l'aréole du mameon prennent une teinte plus foncée par dépôt de pigment, mais cette coloration devient plus sensible pendant la seconde moitié et surtout à la fin de la grossesse. L'hypertrophie des glandes folliculaires de l'aréole, qui apparaît aussi déjà au deuxième mois, est un sympôme à peu près constant.

Nous citerons encore, mais comme signes accessoires seulement, le gonflement et la teinte lie de vin de la muqueuse vaginale, l'œdème des parties génitales externes et des extrémités inférieures, la ligne brune, c'est-à-dire une strie pigmentée allant de la symphyse à l'ombilic et les taches des femmes enceintes.

La concomitance des signes énumérés permet d'affirmer le diagnostic de la grossesse, et cela d'autant plus facilement que celle-ci est plus avancée; cependant les erreurs ne sont pas rares. Stoltz cite le fait suivant [1].

Une fille B... eut une perte de sang au septième mois de sa grossesse, à la suite de laquelle celle-ci semblait avoir disparu. Comme il ne restait pas trace d'enfant, on supposa un crime. La sage-femme d'une petite localité et le médecin cantonal (qui s'en rapporta au dire de la sage-femme), chargés d'examiner la fille B..., affirmèrent qu'elle avait accouché.

Poursuivie devant le Tribunal de Vic (Lorraine), elle fut condamnée à six mois d'emprisonnement. C'était le 6 novembre 1871 que ce jugement fut prononcé et mis à exécution.

Le 24 décembre, la condamnée accouchait d'une fille bien constituée et à terme.

M. le professeur Brouardel cite un exemple semblable [2].

Dans ce cas, la fille accoucha en sortant de l'audience, où elle s'était entendu condamner pour infanticide d'un enfant mort-né de 8 mois à 8 mois et demi. Les émotions des assises avaient-elles été étran.ères à la mort de cet enfant ?

Si, dans ces faits, l'inexpérience coupable du médecin expert ou une légèreté inqualifiable ont été les causes de l'erreur, nous devons ajouter que parfois le diagnostic reste incertain, même pour des médecins instruits et attentifs.

Pendant notre internat, dit M. le professeur Brouardel, nous avons été témoin d'une erreur difficile à éviter [3].

Une femme fut considérée comme ayant un kyste de l'ovaire. On fit la ponction et on reconnut, pendant que le liquide s'écoulait, la présence d'un fœtus dans ce prétendu kyste. Il y avait hydropisie de l'amnios, et le diagnostic avait été méconnu par les médecins et chirurgiens de l'hôpital réunis en consultation, après

[1] Stolz ; art. Grossesse (Médecine légale), Nouv. Dict. de Médec. et de Chirurg., tom. XVII, pag. 98.

[2] Brouardel ; Commentaires de Méd. légal., pag. 730 (Hoffmann).

[3] Brouardel ; Commentaires de Méd. légal., pag. 730 (Hoffmann).

discussion des diverses hypothèses possibles. La grossesse continua son cours ; l'enfant naquit vivant trois mois après la ponction, au terme normal de la vie intra-utérine.

2e Question. — *A quelle époque remonte la grossesse ?* — Pour reconnaître à quelle époque remonte la conception, il faut s'en rapporter aux modifications du col et aux changements de volume et de position que subit le corps de l'utérus lui-même.

Pendant les trois premiers mois, l'utérus s'arrondit, commence à augmenter de volume, sans toutefois quitter la cavité pelvienne. A trois mois révolus, il atteint le bord supérieur du pubis. A quatre mois, il peut être senti par la palpation seule au-dessus de la symphyse. Dans le courant du cinquième et du sixième mois, il se rapproche de plus en plus du niveau de l'ombilic, qu'il dépasse vers le septième mois. Au huitième mois, l'utérus occupe la région épigastrique, et pendant le neuvième il retombe en avant et paraît s'enfoncer dans la cavité pelvienne.

A ces modifications, on ajoutera, pour établir la date de la conception, les battements du cœur du fœtus, qu'on entend à partir du quatrième ou du cinquième mois, et les mouvements actifs du fœtus, qu'on perçoit ordinairement vers le quatrième ou le cinquième mois.

Cette question est des plus difficiles à résoudre et on n'arrive jamais qu'à un résultat très approximatif. L'accouchement sera donc le meilleur indice pour obtenir la date de la conception.

Cela posé, nous ajouterons que le médecin légiste répétera ses examens à certains intervalles et se bornera à attendre, lorsque le diagnostic n'est pas évident. Il demandera aux juges un certain temps pour répondre aux questions qui lui sont posées, afin de pouvoir conclure sans crainte de se tromper.

C'est ainsi qu'un médecin attentif s'éclairera facilement sur la marche de la grossesse ou de la maladie qui la simule.

Si la femme contre laquelle il y a instance refuse de se soumettre à la visite, l'accouchement seul, si elle est enceinte, fournira la preuve de sa grossesse.

CHAPITRE III.

De l'Adultère.

DÉFINITION. — L'adultère est la violation de la foi conjugale.

Ce mot s'emploie tantôt pour indiquer le fait lui-même, tantôt pour désigner le coupable [1].

Le médecin légiste n'a pas à intervenir dans le cas de flagrant délit, la police seule s'en occupe, et c'est sur le rapport de celle-ci que l'instance est basée et présentée devant les Tribunaux.

Les voyages, l'éloignement du mari pendant le temps légal de la conception et de la gestation d'une femme adultère, sont de nature à soulever une instance en séparation de corps et à déterminer l'intervention du médecin expert pour constater sa grossesse.

« Il en est tout autrement, dit Legrand du Saulle, de l'impuissance accidentelle, car les médecins appelés par la Justice auront à se prononcer souvent sur la question de savoir si telle blessure, telle mutilation chirurgicale, tel autre accident enfin, étaient de nature à empêcher toute cohabitation entre époux pendant le temps légal de la conception et de la grossesse [2]. »

Dans ces cas d'expertise, le médecin légiste étudiera l'étiologie, le début, la marche de l'affection et l'état du malade. C'est ainsi qu'il pourra conclure à la possibilité ou à l'impossibilité de tout rapport sexuel.

Il procédera ensuite à l'examen de la femme et établira l'exis-

[1] Voir Dalloz, art. Adultère, rep. Alph.

[2] Legrand du Saulle ; Médecine légale, pag. 61.

tence ou la non-existence de la grossesse et l'époque à laquelle elle remonte.

Il se peut que l'adultère soit prouvé en l'absence de grossesse : si la femme est atteinte d'une maladie vénérienne et si le mari est indemne, il y a toute chance pour qu'il ait été malheureux[2]. Le médecin expert peut être appelé à constater cette maladie. Nous parlerons tout au long des maladies vénériennes et de leur diagnostic dans le chapitre ou nous traiterons des maladies communiquées.

Le mari prouvera donc l'adultère de sa femme, en cas de grossesse ou de mal vénérien, lorsqu'il établira, au moyen d'une visite médico-légale, que sous le coup d'une impuissance accidentelle tout rapport sexuel a été interrompu, par cela même qu'il était devenu impossible.

[1] Leçons de M. le professeur Jaumes.

CHAPITRE IV.

Exercice du droit marital.

Nous passerons en revue, dans notre quatrième chapitre, les causes qui peuvent faire intervenir le médecin légiste dans tout ce qui a trait à l'exercice du droit marital. Nous nous occuperons, pour plus de clarté et pour procéder avec ordre :

1° Du droit marital.

2° Des actes immoraux et de la sodomie conjugale.

3° Du mépris et de l'impuissance.

SECTION PREMIÈRE.

DU DROIT MARITAL.

Uti sed non abuti.

La loi dit que la femme doit partager l'habitation de son mari et y être reçue et traitée maritalement.

Il se peut néanmoins, bien que la loi pose ce principe, que les rapports conjugaux soient trop souvent répétés et qu'il y ait instance en séparation ou en divorce.

Ces instances reposent, soit sur la répétition exagérée des rapports conjugaux et sur les souffrances intolérables de la femme, soit sur la disproportion des organes sexuels.

Il est évident que, dans ces cas, la femme ne trouvera dans l'œuvre du mariage que souffrance et danger, et que rien ne s'opposera à la demande en séparation.

La conformation disproportionnée du mari amènera sans doute chez elle des troubles physiques et altérera sa santé. La fréquence exagérée des rapports conjugaux aboutira au même résultat, surtout si la femme est déjà malade ou si elle est dans un état physiologique tel (grossesse ou lactation) à ne plus pouvoir supporter les appétits immodérés de son époux.

Il est clair que la persistance des rapports dans les deux cas (fréquence ou disproportion) peut être assimilée à des excès ou sévices et devenir ainsi une cause d'instance en séparation. — « La loi, a dit Legrand du Saulle, a pu exiger de la femme l'obéissance, mais elle n'a pas voulu la vouer au martyre[1]. »

Observation du Dr Bergeret, résumée par M. le Dr Dussac[2].

Petite femme de 25 ans. Maigre, chétive, très gastralgique et névropathique, stérile. Elle dit que son mari a un pénis si volumineux et qu'elle est de son côté si étroite, que jamais elle n'a eu le courage de le laisser pénétrer, tant ses tentatives la faisaient souffrir. Elle a un écoulement blanc fort abondant, perte d'appétit, de la dyspepsie, etc... Elle était désolée. Plus tard, elle a été obligée de quitter son mari.

Rôle du médecin légiste. — Le médecin légiste est appelé ici à jouer un grand rôle et à jeter par ses constatations les bases de plus d'une instance en séparation de corps. Mais s'il est appelé à intervenir, il ne doit pas cesser un seul instant de faire appel à une réserve et à une prudence sans bornes.

Le médecin doit être sobre de certificats ; il ne doit pas ignorer qu'un certificat signé à la légère peut être le point de départ de procès ruineux pour les autres et d'une foule d'ennuis pour lui-même. — « Requis par la Justice, au contraire, il entre dans le débat de la manière la plus impartiale, il apprécie les faits qu'il a mission d'examiner et il conclut sans se préoccuper de la question de savoir si son rapport doit être interprété en faveur du mari ou en faveur de la femme. Le médecin expert ne s'ar-

[1] Legrand du Saulle ; Médecine légale.

[2] Dussac ; Thèse de Paris, 1878.

rête à aucune considération d'intérêt privé ; il n'a pas de client à défendre, il n'a qu'à faire jaillir la vérité, d'où qu'elle vienne [1]. »

Le médecin ordinaire, qui est introduit tous les jours comme un conseiller fidèle au sein d'une famille, doit se retrancher derrière le secret professionnel et céder le pas au médecin légiste que requerra le Tribunal.

SECTION II.

ACTES IMMORAUX. — SODOMIE CONJUGALE.

(Attentats aux mœurs du mari sur sa femme.)

> Si une extrême pudeur est une des conditions du mariage, il est évident que l'impudeur le dissoudra.
>
> BALZAC ; Physiologie du Mariage.

Les actes immoraux, pouvant donner lieu à une instance en séparation de corps et à une expertise médico-légale, sont caractérisés par des actes contre nature que le mari impose à sa femme.

Ils comprennent le coït buccal et la sodomie conjugale, pratiqués, soit avec violence, soit d'une façon déguisée.

Certes si la femme, plus savante encore que son mari, se fait le digne émule de ses débauches, si elle se prête à des passions avilies, la Justice n'a pas à entrer dans les secrets de l'alcôve. Mais si l'épouse est inconsciente et si elle subit tout, parce qu'elle croit qu'il faut tout subir de la part d'un mari, sa santé s'altérera peu à peu, et le jour viendra qu'interrogée par sa mère ou par des compagnes, elle dénoncera naïvement le coupable.

La Justice sera alors saisie d'une instance. Elle peut en outre recevoir une demande en séparation d'un autre ordre. Une femme ne voulant pas se prêter à l'acte brutal (coït buccal ou pédérastie) que son mari voulait accomplir sur sa personne, a été maltraitée,

[1] Legrand du Saulle ; Médecine légale.

violentée, et a porté plainte immédiate, afin de baser son instance sur des preuves palpables et notoires.

Intervention du médecin légiste.—Le médecin légiste peut être appelé à intervenir dans le cas de coït buccal et de sodomie.

Coït buccal.— Pour le coït buccal, le fait ne pourra être constaté que s'il y a eu communication de maladies vénériennes (circonstance aggravante), ou bien encore si la femme a mordu son mari à la verge, comme nous le verrons dans deux observations que nous empruntons au travail de M. Dussac[1].

PREMIÈRE OBSERVATION.

Un individu entre à l'hôpital de Tours (service du Dr Herpin) vers le mois de mars 1874, porteur d'une plaie du pénis. L'enveloppe cutanée est déchirée à environ 6 centimèt. du pubis dans presque toute sa circonférence ; les lèvres de la plaie, par suite de la rétraction de la peau, sont très distantes l'une de l'autre et laissent apercevoir les corps caverneux.

Le malade raconte qu'ayant voulu forcer sa femme à pratiquer le coït buccal, celle-ci, indignée, le mordit et produisit la plaie dont il est atteint.

La plaie guérit facilement dans un laps de temps d'environ quinze jours, mais elle laissa une cicatrice circulaire et rétractile qui, en comprimant le pénis au moment des érections, produisait une douleur très vive.

OBSERVATION II.

Vers la même époque se produisait dans la même ville un fait analogue. Une jeune femme, mariée depuis six mois, conseillée en cela par sa mère, mordit vigoureusement la verge de son mari qui voulait qu'elle lui procurât par la succion des raffinements de jouissance qui concordaient peu avec ses idées morales. Cette femme présenta une instance en séparation basée sur ce motif, et la séparation fut prononcée.

Sodomie conjugale. — Dans le cas de sodomie conjugale, l'expertise médico-légale porte sur des actes répétés dont le mari

[1] Thèse de Paris, 1878.

a déguisé depuis longtemps le côté infâme à son épouse, ou bien sur des actes récents accomplis avec violence.

Dans le premier cas, on trouve une déformation caractéristique de l'anus, l'infundibulum, le relâchement du sphincter et l'effacement des plis radiés. On peut trouver aussi des végétations, des excroissances au pourtour de l'anus, ainsi qu'un boursouflement de la muqueuse. Si l'action sodomique a été poussée à l'excès et si elle a été pratiquée pendant un temps très long, on pourra constater l'incontinence des matières fécales par dilatation de l'orifice anal et relâchement du sphincter, des fissures, des fistules, du muco-pus et des hémorrhoïdes. Sans parler des maladies que le mari peut communiquer à sa femme (blennorrhagie, syphilis), la santé générale de celle-ci sera détériorée et on pourra trouver un ébranlement du système nerveux provenant de l'excitation locale, et un catarrhe chronique du rectum résultant de l'excitation mécanique de la muqueuse ou de l'infection blennorrhagique qui existe fréquemment dans ce cas. Tardieu dit qu'on peut trouver chez le mari sodomique (pédéraste actif) un gland pointu et aminci, *more canum*, et il rapporte cette forme à l'introduction violente et répétée du pénis dans l'orifice étroit de l'anus. M. le professeur Brouardel n'a pas confirmé les opinions de Tardieu sur ce point [1].

Si l'acte sodomique est récent et a été accompli avec violence, on trouvera sur le corps de la victime, qui a lutté, les traces de cette lutte (contusions, ecchymoses, etc.), et, du côté de l'anus, des excoriations, des déchirures de la muqueuse, et même des lésions plus profondes, telles que des symptômes secondaires d'irritation, etc.

Ces signes se rencontrent d'autant plus facilement que l'acte a été accompli avec plus de brutalité et que la disproportion entre la dimension du pénis et l'orifice de l'anus aura été plus grande.

[1] Brouardel ; Commentaires de Médecine légale, pag. 726.

Le médecin expert, dit M. le professeur Brouardel, pourra trouver l'infundibulum après un seul acte sodomique.

Si le mari est atteint de blennorrhagie ou de syphilis, il y aura communication de la maladie, ce qui amènera le médecin à déterminer, par un examen attentif et répété, le rapport de l'affection de la victime avec celle du mari.

De plus, si la femme a pu lutter durant un certain temps, le linge portera des taches disséminées de sperme qu'on aura soin d'analyser, et, si l'acte est récent et la visite médicale immédiate, on procédera à la recherche des spermatozoïdes dans le rectum, afin que l'expertise médico-légale soit autant que possible exacte et complète.

Observations sur la Sodomie conjugale.

PREMIÈRE OBSERVATION.

Attentats contre nature commis sur une femme par son mari. — Signes caractéristiques de sodomie : désordres très graves.
(*Attentats aux mœurs* ; M. le professeur Tardieu.)

Le fait qu'on va lire est un des plus graves que j'aie rencontrés.

J'ai été appelé, le 15 janvier 1854, à visiter la femme L..., âgée de 18 ans, mariée depuis cinq mois à un homme qui lui a fait subir tous les mauvais traitements et qui dès les premiers jours a abusé d'elle de toutes les manières.

Cette jeune femme, qui sans être bien vigoureuse ne paraît pas d'une mauvaise constitution, est dans ce moment dans un état de faiblesse et de marasme qui atteste une longue et profonde souffrance; et cependant, au dire de la femme L..., cet état s'est amélioré depuis quelque temps. Elle est pâle, chétive, atteinte de palpitations avec bruit de souffle anémique au cœur, de difficulté de respirer. Les fonctions digestives ont été gravement troublées, une diarrhée très rebelle a duré jusqu'à ces derniers jours, mais a cessé aujourd'hui. La femme L... se plaint toujours d'une sensation de brisement des hypochondres, qu'elle attribue aux contusions qu'elle aurait reçues. Nous devons dire qu'il n'existe aucune trace apparente de ces contusions, circonstance qui peut tenir au temps qui s'est écoulé depuis que la femme L... est à l'abri des violences dont elle se dit victime. Les parties sexuelles ne sont le siège d'aucune lésion particulière. Nous remarquons seulement un écoulement abondant de flueurs blanches. Quant aux attentats, ils ont laissé des traces manifestes.

Le périnée est large et plat, d'autant plus que la maigreur est extrême. D'où il résulte que l'anus, dont les plis sont complètement effacés, n'est pas déprimé ni infundibuliforme, mais constitue un trou régulier, arrondi et comme béant au milieu du périnée. Les deux anneaux contractiles du sphincter qui formaient l'orifice anal sont relâchés à tel point que les matières ne peuvent pas être complètement retenues et que la dilatation en est pour ainsi dire permanente. Ni déchirure, ni fissure, ni hémorrhoïdes.

1° La femme L... est dans un état de maladie et d'affaiblissement qui peut être la conséquence des mauvais traitements auxquels elle a été en butte et dont il n'existe plus aujourd'hui de traces apparentes ;

2° Cette maladie doit occasionner une incapacité de travail de plus d'un mois ;

3° Il existe sur la personne de la femme L... des traces de violences résultant d'attentats contre nature qui ont été certainement fréquents et répétés ;

4° Ces violences ont produit une déformation qui dégénère en une véritable infirmité et qui persistera toujours à un certain degré.

OBSERVATION II.

Violences sodomiques d'un mari sur sa femme.
(TARDIEU, *loc. cit.*)

Le 28 juin 1858, j'ai visité la dame O..., âgée de 16 ans et demi, mariée au mois de mars dernier à un Russe qui, les premiers jours de son mariage, se livra sur elle à toutes les violences les plus obscènes.

L'examen complet auquel je la soumis me permit de constater que, s'il n'existait pas de déformation très apparente de l'anus, pour peu que l'on écartât les bords de cet orifice, on arrivait, non sans déterminer de vives douleurs, à découvrir plusieurs déchirures incomplètement cicatrisées, et qui occupent toute la hauteur du sphincter. La défécation est extrêmement difficile et pénible. Des besoins sans résultats se font très fréquemment sentir. Une sensation de pesanteur douloureuse retentit en même temps dans l'anus. Les parties sexuelles n'offrent rien à noter, elles sont dans l'état qu'amènent naturellement les relations conjugales.

La dame O... présente du côté de l'anus les traces manifestes d'approches contre nature, répétées pendant un certain temps, et qui, malgré l'époque éloignée à laquelle elles remontent, ne sont pas encore complètement effacées.

Ces actes honteux ont été certainement accompagnés de violences. La disposition naturelle des parties et les désordres dont elles sont le siège ne peuvent laisser de doute à cet égard.

La santé générale s'est ressentie de ces violences et est restée manifestement altérée.

OBSERVATION III.

Violences sodomiques d'un mari sur sa femme.
(TARDIEU, *loc. cit.*)

La jeune dame R..., mariée depuis six ans, prise d'abord par son mari d'une manière régulière, puis persuadée par lui qu'il pouvait agir d'autre façon, a subi ses approches contre nature durant quelques années. Elle a très bien senti qu'il ne pénétrait pas toujours, mais que cela lui était arrivé souvent. Instruite plus tard, elle s'y est refusée et en a eu à subir de véritables violences. Nous constatons en outre un infundibulum profond, une remarquable disposition de crêtes en haut et en bas de l'orifice anal, qui est allongé, ellipsoïde et très manifestement élargi.

OBSERVATION IV.

Violences sodomiques d'un mari sur sa femme.
(TARDIEU, *loc. cit.*)

La dame D..., mariée depuis deux ans à eu a subir, pendant la première année de son mariage, plusieurs approches contre nature de son mari, indépendamment des rapprochements réguliers. Cette jeune femme, très maigre, et à qui le peu de développement du bassin donne une conformation en apparence analogue à celle de l'homme, offre une déformation infundibuliforme très marquée de l'anus, ainsi qu'une dilatation et un effacement des plis radiés de l'orifice anal, qui donnent à ses parties une parfaite ressemblance avec ce que l'on trouve chez les pédérastes.

OBSERVATION V [1].

(BERGERET.)

Une jeune villageoise âgée de 28 ans a épousé un homme de 30 ans, dont les instincts sont dépravés. Cet homme a déclaré à sa femme, le soir de leurs noces, qu'il ne voulait point avoir d'enfants ; alors il a mis en usage, dès le début, les pratiques hideuses de la sodomie. Cette femme, d'une santé florissante au moment de son mariage, n'a pas tardé à dépérir. Elle est devenue gastralgique, hypocondriaque. Son mari, la voyant si souffrante, s'est imaginé qu'elle se dérangeait la santé avec d'autres hommes ; il est devenu très jaloux.

OBSERVATION VI.

(BERGERET.)

Femme de 32 ans. Elle est atteinte de plaques muqueuses à l'anus ; elle n'a rien aux parties génitales. Je lui demande si la maladie n'aurait pas pu lui être transmise par contact immédiat. Après avoir nié et hésité, elle finit par convenir que son mari, pour ne pas avoir d'enfants, la voit par là.

Ce mari, très salace, est devenu paraplégique à 41 ans.

OBSERVATION VII.

(BERGERET.)

Femme de 42 ans. Fissure très douloureuse à l'anus, vives appréhensions, tête montée.

Lorsque je lui demande pourquoi de pareilles craintes l'agitent, elle me répond qu'elle est poursuivie de l'idée qu'elle a une *mauvaise maladie* ; elle voulait dire une maladie vénérienne. Cette circonstance me donne l'éveil et provoque de ma part des questions relatives à des rapports *in vase indebito*. Elle avoue que son mari, qui était un *vrai satyre*, ne la voyait pas autrement, pour éviter la grossesse, et que telle était la source de ses angoisses. Elle n'avait pourtant qu'une simple fis-

[1] M. le Dr Bergeret ; Des fraudes dans l'accomplissement des fonctions génératrices, pag. 197.

sure que le coït avait sans doute déterminée d'une façon toute mécanique et qui guérit promptement par l'excision.

OBSERVATION VIII.

(BERGERET.)

Femme de 40 ans, brune, bien constituée.

Rétrécissement organique du rectum qui la fait lentement dépérir et mourir.

Elle me fait la confidence que depuis longtemps son mari ne la *voyait plus que par là.*

Peu de temps auparavant, cet homme était venu me consulter pour une syphilis générale qui avait provoqué une alopécie complète. Mais la femme n'avait jamais eu de symptômes de maladie quelconque ailleurs que dans le rectum. D'ailleurs, dans la pensée que le mal pouvait être syphilitique, je la soumis à un traitement approprié qui fut inutile. Le rétrécissement prit tous les caractères du squirrhe et la fit mourir après d'affreuses douleurs.

A peine la malade eut-elle succombé que son mari, qui présentait depuis quelque temps des signes de dérangement cérébral, devint complètement fou ; il est allé finir ses jours dans une maison d'aliénés.

SECTION III.

MÉPRIS. — IMPUISSANCE.

Du mépris. — Une abstention volontaire et persistante de la part du mari à consommer le mariage peut être considérée comme une marque de mépris et une injure outrageante de nature à motiver une instance en séparation de corps et à amener la femme à demander une expertise médico-légale des parties sexuelles.

Intervention du médecin légiste. — Comment le médecin légiste peut-il intervenir dans ces cas ?

Nous verrons, dans les jugements que nous résumons ici, que l'expertise médicale s'est basée sur la présence et l'intégrité de l'hymen ; mais nous verrons aussi, en nous appuyant sur les conclusions du rapport de MM. Guérard, Giraldès et de Rothschild [1], que cette intégrité ne prouve pas toujours qu'une femme est vierge et qu'il n'y a jamais eu chez elle de tentative d'introduc'ion.

En 1876, un procès en séparation de corps avait lieu devant la Cour d'Aix. La Cour fit droit à la demande de la femme.

Voici le résumé des considérants :

La Cour : Attendu que B... a persisté depuis le jour de son mariage à s'abstenir envers sa femme de ses obligations d'époux, qu'il lui a adressé des reproches aussi injustes qu'outrageants....; que les médecins les plus dignes de confiance ont pu constater que la dame B... était parfaitement saine, qu'elle était bien constituée et que sa virginité était intacte ; que B... a injurié gravement sa femme en s'éloignant d'elle avec répugnance, et que cette injure est d'autant plus sanglante qu'elle a été subie par une femme intelligente, d'une pureté de mœurs parfaite, et qu'aussi son mari a cherché à justifier par des imputations mensongères le *mépris persistant* qu'il montrait pour elle ;

Par ces motifs, confirme.

En 1870, 5 mai, la Cour de Bordeaux décidait aussi, dans une cause semblable, que le mépris qu'un mari aurait témoigné pour sa femme, en dédaignant constamment d'accomplir le devoir conjugal, peut, selon les circonstances, être une cause légitime de séparation de corps.

Passons maintenant au Rapport cité plus haut, et nous y trouverons que l'intégrité de l'hymen n'est par une preuve de virginité.

Résumé du Rapport. — En 1869, la Cour de Metz eut à statuer sur une cause qui mérite d'attirer l'attention du médecin légiste. Il s'agissait d'une de ces affaires d'impuissance qui, dans l'état actuel de nos mœurs, sont bien rarement portées devant les tribunaux. Nous avons à faire connaître l'espèce.

Point de fait. — Le sieur B... a épousé le 11 juin 1867 la demoi-

[1] Annales de Médecine légale, tom. XXXVIII, 2e série.

selle Anne B..., alors âgée de 26 ans et ornée de tous les charmes féminins. Le jour même du mariage, loin de se montrer empressé à remplir ses devoirs conjugaux, il reconduit sa femme sous le toit paternel. Si plus tard il la reçoit dans son domicile, il ne se livre pourtant à aucun commerce avec elle. Dix mois après le mariage (certificat du Dr Wimbach), la dame B... est encore vierge. En raison de ce fait et argüant l'impuissance présumée de son mari, elle intente contre ce dernier une action en nullité de mariage fondée sur l'erreur dans la personne. Le Tribunal du 3e arrondissement de la Moselle est appelé à statuer, et par jugement en date du 29 août 1868 déboute la dame B... de sa demande. Celle-ci intente alors contre le sieur B... une action en séparation de corps, alléguant l'injure constituée à son égard par le *mépris ou tout au moins l'indifférence de son mari.*

Le Tribunal ordonne qu'il sera procédé à une enquête. La Cour de Metz, sur l'appel interjeté par la dame B..., qui veut obtenir la séparation *de plano*, est saisie de l'affaire.

Le 27 avril 1869, deux médecins de Metz, Mahu et Dieu, procèdent à un nouvel examen de la dame B..., examen duquel il résulte que près de deux ans après son mariage elle est encore vierge. Ils constatent que la membrane hymen n'a jamais été atteinte et que la dame B... n'a jamais dû être l'objet d'une tentative de défloration.

La séparation de corps fut prononcée. (Arrêt du 25 mai 1869.)

Question médico-légale.—L'intégrité de l'hymen n'est pas une preuve absolument incontestable de virginité.

L'hymen est, comme on le sait, une cloison transversale mince située au fond de la vulve, derrière les nymphes; il ferme le vagin et est constitué par un repli de la membrane muqueuse ayant la forme d'une portion considérable de circonférence fort rétrécie et même interrompue par le haut et entourant un orifice étroit qui donne dans le vagin.

La conformation et la structure de l'hymen sont sujettes à d'assez fréquentes variations, et l'imperforation complète de cette membrane est loin d'être rare.

L'hymen, dit Cuvier, ne prouve ni la pureté ni même absolument la virginité de la personne qui le possède, pas plus que son absence ne prouve absolument du désordre dans sa conduite. Il n'en est pas moins vrai que dans la règle, les vierges ont un hymen et le conservent, et qu'on l'a trouvé dans des filles de tout âge.

Nous allons rappeler, continuent les membres de la Commission, un certain nombre de cas dans lesquels on a vu cette membrane persister chez des femmes enceintes jusqu'au terme de la grossesse et parfois même mettre obstacle à l'accouchement.

Dans un premier ordre de faits, la fécondation avait eu lieu, bien qu'il n'y ait pas eu copulation ; l'approche avait été très incomplète, et cependant la projection à distance de la liqueur séminale avait suffi pour la faire pénétrer dans la vulve, dans le vagin et jusqu'aux ovaires.

Dans d'autres cas, la copulation a eu lieu; mais, soit par suite du grand diamètre de l'orifice de l'hymen, soit en conséquence de la mollesse et de la flexibilité de cette membrane ou de la conformation du pénis, cet hymen avait fléchi sans se rompre pendant le coït, et, au moment de l'accouchement, on avait pu le retrouver intact, au moins en apparence, et n'offrant aucune lésion de continuité.

Enfin les auteurs ont signalé de curieux exemples de membrane hymen d'une consistance ferme, à peu près imperforée, qui, sous l'influence des assauts répétés de la copulation, s'était distendue et avait soutenu, sans se déchirer, tous les efforts des derniers temps de l'accouchement, lequel n'avait pu être terminé que par la division artificielle de cet obstacle.

Baudelocque en cite un cas chez une femme qui s'était mariée depuis un an.

On trouve dans Fabrice de Hilden l'observation suivante.

« Un orfèvre de Paris, quand il s'approchait de sa femme, lui causait et éprouvait lui-même de grandes douleurs; après quelques mois de mariage, bien qu'elle se crût enceinte, il poursuivit sa séparation d'avec elle ; il y eut consultation et inspection des parties et l'on put constater l'existence d'une membrane dure et calleuse qui fermait le col de l'utérus; cette membrane était percée çà et là de petits pertuis très étroits, par lesquels s'écoulait le sang des règles ; on en fit l'incision et on appliqua des pessaires appropriés. *Chose rare et merveilleuse*, dit l'auteur, six mois après l'opération, la femme accoucha d'un enfant plein de santé et bien à terme; puis il ajoute: *Tanta enim in coïtu matricis aviditas attrahendo fuerat ut etiam sperma per exigua illa foraminicula attraxerit.*

Riolan (*Anthropographia*, lib. II, cap. XXXII) raconte qu'une femme imperforée accusa devant les juges son mari d'impuissance et de froideur ; soumise à la visite des matrones, elle fut trouvée enceinte.

Le Dr Martinelli (*Union médicale* du 18 avril, n° 46, pag. 560, 1872) fut appelé pour assister une femme en travail. Cette femme, âgée de 30 ans, se trouvait enceinte pour la première fois, après dix ans de mariage.

Au toucher, on constata l'existence d'un cul-de-sac à 3 ou 4 centim. de la vulve. L'exploration la plus attentive ne fit découvrir aucune ouverture ; cependant il devait en exister une, puisqu'une partie des eaux de l'amnios s'était écoulée.

Enfin, par suite du progrès du travail et des efforts d'expulsion, la tête de l'enfant vint proéminer à l'orifice de la vulve, coiffée entièrement par la membrane hymen.

On put alors y découvrir deux petites perforations : l'une presque centrale, du diamètre d'une lentille, et l'autre, plus étroite en arrière et à gauche, et distantes entre elles d'environ 3 centim. On incisa, et l'accouchement se termina sans difficulté. Dans ce cas, l'hymen imperforé avait été refoulé peu à peu par les assauts longtemps répétés de cohabitation.

Ces jugements reposent, comme on le voit, sur les rapports médicaux ; toutefois, comme l'ont si bien prouvé Giraldès, Guérard et Rothschild, on ne peut pas conclure qu'il n'y a pas eu tentative d'introduction par cela seul qu'il y a intégrité de l'hymen.

Le médecin légiste doit donc user d'une grande prudence et ne pas s'aventurer à la légère dans des questions aussi obscures et aussi difficiles.

DE L'IMPUISSANCE.

Parmi les causes de séparation, l'impuissance des époux n'est pas visée par nos lois, même l'impuissance naturelle antérieure au mariage ; et certainement le législateur français n'aurait pas accepté que l'impuissance survenue après le mariage pût donner ouverture à un procès en séparation [1].

Cependant, bien que le Code ne fasse aucune mention de l'impuissance comme cause de nullité ou de séparation, les avis des Tribunaux sont partagés à cet égard.

[1] Brouardel ; Commentaires de Médecine légale (Hoffmann). pag. 656.

Les uns ont rendu des jugements annulant le mariage, les autres ont rejeté l'instance et ont déclaré le mariage valide.

Le médecin légiste ne sera consulté que pour l'impuissance antérieure au mariage, et il ne le sera que bien rarement.

Qu'il nous soit permis avant de rapporter l'avis des divers Tribunaux qui se sont occupés de la question, de donner un aperçu rapide de l'impuissance ou inaptitude au coït pouvant amener une expertise médico-légale.

L'impuissance résulte d'un vice organique; elle peut être : accidentelle ou naturelle, apparente ou cachée. Le vice organique peut résider chez l'homme ou bien chez la femme.

De l'impuissance chez l'homme. — Si elle est *accidentelle*, elle résulte d'un traumatisme (broiement, ablation des testicules). Cependant, dans un cas relaté par sir Astley Cooper [1], un individu a pu procréer six mois après avoir subi l'ablation des testicules.

Si l'impuissance est *naturelle*, elle résulte d'un vice organique. Nous savons que le testicule siège dans les bourses; or, il peut se faire qu'il soit resté dans le trajet du canal inguinal. Ceux qui se sont occupés de l'*ectopie*, ou situation anormale du testicule, ont admis que ce défaut de conformation est accompagné presque toujours d'infécondité.

Les testicules qui ne sont pas apparents peuvent siéger dans la profondeur de l'abdomen. Comment les trouver ? La cryptorchidie n'accompagne pas toutefois à elle seule une impuissance à la fécondation. Taylor rapporte quatre cas de cet arrêt de développement rare, concernant tous des hommes qui dans leurs différents mariages furent pères de plusieurs enfants [2].

Les testicules peuvent être altérés par une orchite double, par

[1] Med.-chir. Review, vol. XVIII, pag. 330.

[2] Taylor ; *loc. cit.*, pag. 293.

des tubercules; ils peuvent être syphilitiques (atrophie syphilitique), etc. — L'individu porteur d'une de ces infirmités peut-il être considéré comme impuissant et inapte à la procréation ? Non, car il peut y avoir encore des parties saines, et le médecin expert ne peut pas déterminer jusqu'où va l'action morbide.

On peut avoir inaptitude par absence ou malformation de la verge.

La malformation (hypospadias) n'entraîne pas toujours avec elle l'inaptitude au coït, à moins que l'ouverture de l'urèthre ne soit placée à une distance considérable du gland. L'absence de la verge entraînerait, cela va s'en dire, l'inaptitude absolue au coït.

Une malformation ne peut pas faire juger un individu comme impuissant, attendu qu'on a constaté des rapprochements sexuels en dépit des malformations les plus grandes [1].

On a vu cependant des cas, une verge bifide par exemple, où le rapprochement peut rencontrer de sérieuses difficultés [2].

Impuissance ou inaptitude au coït chez la femme. — On ne peut pas conclure à l'impuissance de la femme par l'absence des ovaires, attendu que ces derniers échappent à la palpation, même à l'état naturel.

Si on a affaire à des vices organiques d'un autre ordre, tels qu'imperforation de la vulve, du vagin, cloisonnement absolu de l'hymen, absence du cloisonnement recto-vaginal, rapprochement exagéré des branches du pubis, le médecin expert pourra les constater et se prononcer en conséquence. Néanmoins, malgré l'existence de pareilles malformations, on a observé bien des cas de rapprochement suivis de fécondation. Nous avons rapporté plus haut les cas relatés par MM. Giraldès, Guérard et Rothschild, où il y avait eu grossesse malgré le cloisonnement

[1] Leçons de M. le professeur Jaumes.

[2] *Ibid.*

absolu de l'hymen. — Nous rapportons ici une observation de Devergie dans un cas de grossesse avec imperforation du vagin [1].

Observation. — Une jeune Piémontaise qui avait épousé un caporal français se présenta à l'hôpital de Turin pendant les douleurs de la parturition. Les sages-femmes, ne trouvant pas de vagin et étant fort embarrassées, font appeler le professeur Rossi. Celui ci découvre une énorme tumeur à l'emplacement correspondant à l'orifice vaginal. Il restait à savoir comment la conception avait eu lieu. La femme avoua que son mari, n'ayant pas trouvé ce qu'il cherchait, avait pris une autre route. Il existait en effet une communication congénitale et directe entre le vagin et le rectum.

Décisions et arrêts des Tribunaux.

PREMIÈRE OBSERVATION.

On trouve dans le Journal de Kopp [2] la relation d'un cas qui donna lieu à une expertise médico-légale : il s'agissait d'une bossue, contrainte au mariage par l'avarice de ses parents et demandant une séparation parce qu'elle était forcée, depuis deux ans, de subir les tentatives brutales de son mari pour accomplir le coït. Les médecins trouvèrent une personne de 31 ans, pâle, très amaigrie, cyphoscoliotique ; pas de traces de seins ; le bassin était rétréci au point que le diamètre antéro-postérieur comptait à peine un pouce ; le vagin était excessivement étroit et permettait à peine l'introduction du doigt. Les médecins légistes déclarèrent la femme impropre au coït et publièrent ce cas, afin, disaient-ils, que l'État prenne en considération des cas de ce genre par amour de l'humanité et par respect de la sainteté du mariage. Souhait pieux, qui paraît encore justifié en ce moment.

OBSERVATION II.

(Cas rapporté par Meyer [3].)

Il s'agissait d'élucider si un homme qui, après le contrat du mariage, mais avant le mariage civil, voulut accomplir le coït pour la première

[1] Devergie ; tom. I, pag. 81, 3e édit.

[2] Kopp's Jahrb. der Staatsarznk, 8e année. (Hoffmann ; Méd. lég., pag. 28.)

[3] Meyer ; Friedreich's Blatter, 1877, 26. (Hoffmann; Méd. lég.)

fois avec sa fiancée et trouva que celle-ci était atteinte d'une chute de l'utérus. Quoique forcé de l'épouser, le jeune homme refusa de remplir les engagements du contrat.

Les médecins invoquèrent le dégoût que provoque cette affection, et le Tribunal partagea leur opinion, en déliant cet homme des obligations du contrat, mais le condamna à des dommages-intérêts pour défloration.

SUR UN ARRÊT RELATIF A UNE ACTION EN NULLITÉ DE MARIAGE.

(Résumé des Commentaires de M. H. BOUDET[1]).

La Cour de Caen (arrêt du 16 mars 1882) a repoussé une action en nullité de mariage. Le mari se fondait sur l'absence, chez sa femme, des organes constitutifs du sexe.

Le Tribunal de Domfront avait justifié la prétention du mari par l'expertise ; la nullité du mariage allait être prononcée lorsque la femme en appela à la Cour de Caen, qui eut égard aux fins de non-recevoir opposées par la dame et débouta le mari de sa demande.

Les époux étaient mariés et menaient la vie commune depuis deux mois ; il y avait, chez la femme, absence complète de vagin. Le canal de l'urèthre présentait une largeur insolite provenant de l'usage auquel il avait été soumis par le mari, qui s'en était servi comme d'un *vas indebitum*.

Le 1er juillet 1808, la Cour de Trèves considéra l'impuissance comme un motif de nullité de mariage, mais son opinion n'est certainement pas la plus accréditée.

Le 7 mars 1811, la Cour de Gênes statue sur une demande formée par une femme contre son mari et elle rejette la demande.

En 1828, un sieur Frenoup est débouté de sa demande en nullité de mariage intentée contre sa femme. Le Tribunal rappelle que le *défaut de conformation pas plus que l'impuissance* ne figurent au nombre des cas de nullité de mariage. Le mari appela de cette décision devant la Cour de Riom, qui adopta les motifs des premiers juges.

En mars 1869, un sieur D... assigne sa femme en nullité de mariage, prétendant qu'elle avait le même sexe que lui, et demande une expertise. Le 29 avril le tribunal d'Alais ordonne l'expertise médico-légale. La

[1] Boudet ; Commentaires, Bullet. de la Soc. de Méd. lég. tom. VII, pag. 279.

dame D... interjette appel de ce jugement ordonnant sa visite et produit un certificat du Dr Carcassonne concluant en ces termes : Rien ne rappelle en elle le sexe masculin ni aucun de ses attributs.

La Cour de Nimes, à la date du 20 décembre 1869, statua que l'impuissance ne figure pas au nombre des causes de nullité de mariage, qu'elle soit accidentelle ou naturelle, et conclut que c'est à tort que les premiers juges ont ordonné la visite.

L'arrêt, déféré à la Cour de Cassation, fut cassé pour des motifs tout à fait étrangers à la question.

Le procès fut renvoyé devant la Cour de Montpellier ; les parties produisirent diverses consultations. Le mari invoqua l'opinion de M. le professeur Tardieu, qui, sans avoir visité la femme, s'exprimait ainsi : Entre la dame D... et le sieur D..., il existe, non seulement impossibilité de rapports, mais identité de sexe.

M. le professeur Courty concluait en ces termes : « La personne en question doit être rangée dans la catégorie de ces sujets tératologiques qui n'ont, à proprement parler, point de sexe et qui ne peuvent par conséquent être unis par le mariage à aucun individu normalement organisé, quel que soit le sexe de ce dernier.

Le 8 mars 1872, la Cour de Montpellier rend un arrêt, confirme le jugement du Tribunal d'Alais et annule le mariage.

L'arrêt rendu par la Cour de Gênes et cité par Devergie paraît être bien plus conforme à l'exprit du Code, « qui a voulu bannir sans retour ces procès scandaleux qui avaient pour prétexte des infirmités plus ou moins graves, proscrire pour toujours ces visites indécentes qui blessent la pudeur, que repousse la morale et dont cependant les gens de l'art ne peuvent tirer que des conjectures hasardées, souvent démenties par les faits ».

Le système de la Cour de Trèves, du Tribunal d'Alais et de la Cour de Montpellier, dit M. Boudet, déclarant le mariage nul, s'oppose au but naturel du mariage. La jurisprudence de la Cour de Caen, de Riom et de la Cour de Nimes, s'appuyant sur l'autorité des jurisconsultes éminents, n'admet la nullité du mariage que lorsqu'il y a identité de sexe. *Quand il y a identité de sexe, il n'y a pas de mariage : on n'annule pas ce qui n'existe pas. L'erreur sur la personne est donc un cas de nullité. Les défauts de conformation, les lacunes de l'organisme, n'ayant pas été inscrits parmi les causes de nullité de mariage, il n'est pas permis aux juges de suppléer au silence de la loi.*

L'espoir de fonder une famille est assurément un noble but ; il est cependant des unions entre vieillards d'où cet espoir est exclu et qui n'en sont pas moins heureux et respectables.

L'union conjugale, même inféconde, offre souvent un grand et édifiant spectacle quand elle nous montre deux époux s'avançant dans la vie la main dans la main, apportant dans la communauté, l'un la force qui protège, l'autre le dévouement qui adoucit, réalisant enfin le type de ce ménage que Tertullien a dépeint : *Unius spei, unius voti... Alterutro docentes... Alterutro hortantes... Alterutro sustinentes.*

Et alors même qu'un malheur irrémédiable ne permet pas aux époux les satisfactions du mariage, on peut supposer ce malheur accepté avec résignation et laissant subsister une union solide sur l'estime et l'affec ion.

Tout cela est vrai ; mais cependant on peut se demander s'il n'est pas immoral, s'il n'est pas contraire au droit naturel qu'un jeune homme, qui dans la plénitude de sa force physique a voulu à la fois, par son mariage, associer sa vie à celle d'une personne de son choix, fonder une famille, satisfaire de légitimes passions, se trouve enchainé à une créature incomplète avec laquelle tout rapprochement est impossible ou dont l'organisme ne se prête qu'à des rapports inavouables....

L'expression de cette pensée, le regret de voir la Justice enchainée par le silence de la loi, n'auraient-ils pas dû trouver place dans l'arrêt de la Cour de Caen?

Certes, ces dernières idées nous frappent; mais le médecin expert, qui n'a pas à s'occuper de l'esprit de la loi, doit seulement s'occuper de la solution du problème et avoir toujours présent à l'esprit, avant de se prononcer, que les rapprochements sexuels s'effectuent souvent en dépit d'une impuissance présumée et des plus grandes malformations.

CHAPITRE V.

Maladies communiquées.

Nous voilà enfin arrivé au chapitre Maladies communiquées, où nous abordons, en hésitant, l'exposé des problèmes les plus difficiles que le médecin légiste soit appelé à résoudre.

Qu'il nous soit permis ici, plus encore que partout ailleurs, d'avoir recours aux conseils de M. le professeur Jaumes, afin d'établir, nous ne dirons pas des règles sûres de diagnostic, mais pour indiquer au moins les causes d'erreur et pour donner une idée des difficultés souvent insurmontables qui peuvent surgir dans le cours d'une expertise médico-légale.

La communication d'une maladie vénérienne peut-elle être considérée comme un motif de séparation de corps ?

L'opinion des Tribunaux est partagée à cet égard.

La Cour de Pau a rejeté, à cet effet, l'instance en séparation de corps.

La Cour de Nimes, au contraire, a autorisé la femme à faire la preuve de la maladie communiquée par son mari.

— Un arrêt de la Cour de Lyon, du 4 avril 1818 ; de Bordeaux, 17 février 1857. — Un arrêt de la Cour de Paris (27 avril 1861) a décidé que la communication d'une maladie vénérienne à la femme est une injure grave et une cause de séparation, que le mari ait été atteint avant ou après le mariage, lorsqu'il savait qu'il était atteint de ce mal et qu'il en connaissait la nature contagieuse [1].

[1] Lutaud ; Médecine légale, pag. 58.

Un mari ayant communiqué la maladie vénérienne à sa femme peut être assigné en séparation de corps.

La récidive de la communication du mal vénérien est encore un motif de séparation.

La demande en séparation est faite le plus souvent par la femme. Le médecin expert peut être appelé à constater si l'un des conjoints est malade et s'il a communiqué la maladie à l'autre.

L'expertise est difficile et délicate.

Les maladies pouvant donner lieu à une instance en séparation de corps, sont :

La blennorrhagie.

Le chancre simple.

Le chancre infectant.

PROBLÈME A RÉSOUDRE.

1° *Diagnostic.* — Le ou les conjoints sont-ils porteurs de la maladie vénérienne ?

2° Le conjoint contre lequel il y a instance peut-il avoir communiqué la maladie ; en d'autres termes, la lésion est-elle contagieuse ?

3° Les accidents constatés sur l'un et l'autre conjoint sont-ils correspondants.

1re QUESTION (*Diagnostic*). — Le ou les conjoints sont-ils porteurs de la maladie vénérienne ?

Il n'est pas toujours possible de conclure si l'on est vraiment en présence d'une blennorrhagie, par exemple, résultant d'un coït impur. Il y a, en effet, comme nous le verrons, des écoulements qui ne résultent pas d'une maladie communiquée.

PREMIÈRE SECTION. — *Blennorrhagie chez la femme.* — Chez la femme, *le diagnostic est plus difficile que chez l'homme.* Une vulvite, une vaginite, le lymphatisme, une leucorrhée constitutionnelle, peuvent amener un écoulement qui n'est pas la blennorrhagie.

Les auteurs disent qu'il y a blennorrhagie chez la femme lorsqu'il y a, avec l'écoulement, accompagnement d'uréthrite. Cependant une lésion inflammatoire qui envahit la vulve, le vagin et le canal de l'urèthre n'est pas une blennorrhagie. De plus, si la femme est atteinte de blennorrhagie et si elle urine avant l'examen médical, on ne pourra peut-être pas la constater [1].

Le plus souvent c'est un processus local, et il y a lieu de se demander toujours si l'affection est de nature virulente ou si elle n'a pas d'autre origine. La réponse à cette question n'est pas toujours facile et il faut se tenir sur la plus grande réserve.

Aucun signe n'est particulier à la blennorrhagie pour la distinguer des autres affections catarrhales chez la femme, et la coexistence d'une affection de l'urèthre, à laquelle Ricord, Tardieu, Toulmouche et autres ont accordé une très grande valeur diagnostique, ne prouve pas d'une façon absolue la nature blennorrhagique de l'affection. Si on constatait une affection blennorrhagique diffuse de l'urèthre, on serait peut-être en droit de conclure à une maladie virulente, surtout si elle occupe exclusivement l'urèthre. Cependant la blennorrhagie des parties génitales de la femme peut exister sans affection de l'urèthre et existe si souvent sans celle-ci, que Zeissl (*Lehrb. der Syphilis*, 3e édition) regarde la blennorrhagie uréthrale comme l'affection catarrhale la plus rare chez la femme.

On observe souvent chez les femmes qui ont eu des enfants un écoulement muqueux de l'utérus répondant à un état catarrhal chronique de cet organe, persistant dans beaucoup de cas après un accouchement et dépendant dans d'autres d'un coït répété, surtout pendant la menstruation; dans d'autres, c'est une mani-

[1] Leçons de M. le professeur Jaumes.

festation d'une affection constitutionnelle, telle que la tuberculose, scrofulose, chlorose, tandis que dans d'autres cas on ne parvient pas à en connaître la cause [1].

Vulvite spontanée. — Les affections simples ou spontanées affectent parfois une forme aiguë. Dans ce cas, on trouve du muco-pus ou du pus blanc ou jaune verdâtre du côté des organes génitaux externes. La rougeur est intense, l'orifice uréthral est tuméfié, la miction est douloureuse. L'écoulement purulent peut gagner le vagin et sortir par l'orifice vaginal [2].

La vulvite spontanée s'établit chez les femmes lymphatiques et chez celles qui n'observent que fort peu scrupuleusement les règles de l'hygiène.

La vulvite spontanée présente deux formes suivant qu'elle est aiguë ou chronique. Dans la vulvite chronique, l'écoulement est muco purulent, la rougeur de la muqueuse vulvaire n'est pas excessive, la douleur est peu marquée. Cette inflammation peut être accompagnée ou avoir été précédée par d'autres lésions scrofuleuses, impétigo du cuir chevelu, maux d'yeux, adœnopathies, etc.

Ces vulvites spontanées, d'origine lymphatique, revêtent parfois une forme aiguë, soit pendant le cours d'une vulvite chronique, soit en dehors de toute inflammation antérieure [3].

Les affections spontanées peuvent donc affecter d'emblée un caractère d'acuité excessive et présenter des caractères identiques à ceux de l'affection blennorrhagique.

Le médecin expert ne doit conclure qu'après avoir suivi la marche de la maladie; il ne doit pas se borner à un seul examen, car une leucorrhée constitutionnelle peut amener une exacerbation telle, qu'il sera complètement induit en erreur s'il ne se tient pas sur ses gardes.

1 Hoffmann, traduit par le Dr E. Lévy.

2 Brouardel, Des causes d'erreur dans les expertises, pag. 21.

3 Brouardel; Des causes d'erreur dans les expertises, pag. 21.

La vulvite spontanée est contagieuse et justiciable du même traitement que la blennorrhagie [1].

Vulvite traumatique. — Un coït brusque et répété peut amener une inflammation et une ulcération avec écoulement. Un pénis disproportionné, les déchirures de l'hymen, donneront lieu à un écoulement simulant en quelque sorte l'écoulement de la blennorrhagie.

S'il existe chez la femme une vulvite traumatique résultant d'un coït trop souvent répété et douloureux, l'évolution sera rapide. Si on a affaire au contraire à une vulvite spontanée, on aura des rémissions et puis une évolution brusque, et réciproquement.

Cas mixtes. — Quelquefois on peut rencontrer des cas mixtes d'inflammation traumatique et spontanée: l'affection blennorrhagique serait alors très difficile à déchiffrer [2].

Vulvite blennorrhagique. — Les symptômes de la vulvite spontanée et de la vulvite traumatique pourraient s'appliquer à la vulvite blennorrhagique, mais ordinairement l'intensité de l'inflammation semble plus grande dans celle-ci ; on note plus souvent de l'œdème des grandes lèvres, une saillie notable des glandes folliculeuses des petites lèvres ; l'écoulement purulent est plus abondant, sa couleur plus verdâtre.

Cependant il n'est aucun de ces signes qui ait une valeur absolue, qui ne puisse revêtir une intensité exceptionnelle dans toutes les autres formes de vulvite [3].

Tardieu dit que, lorsqu'il y a eu contage, *les vaisseaux de la vulve et du vagin sont d'une turgescence extraordinaire* ; ils offrent, ajoute-t-il, l'apparence que présentent si fréquemment les veines de la verge gonflées et le prépuce turgescent chez les individus at-

[1] Leçons de M. le professeur Jaumes.

[2] Leçons de M. le professeur Jaumes.

[3] Brouardel ; Causes d'erreur : Commentaires de Méd. lég. (Hoffmann.)

teints d'une chaudepisse très aiguë [1]. Il sortira en outre, en pressant sur le périnée, du pus de la vulve, et une gouttelette jaillira de l'urèthre; dans le cas où il n'y aura pas blennorrhagie, le pus ne sortira que de la vulve.

L'ensemble de ces signes, dit M. le professeur Brouardel, doit porter le médecin légiste à soupçonner la blennorrhagie, mais il ne saurait pourtant lui permettre de l'affirmer. Tous ces signes, en effet, peuvent faire défaut; c'est pourquoi il doit étudier la marche de la maladie et ne se prononcer qu'après plusieurs examens.

Ricord, dans un rapport médico-légal, dit [2] : « Il est un signe qui, sans être incontestable, a une grande valeur pour prouver qu'il y a écoulement blennorrhagique chez la femme : c'est lorsque l'écoulement a pour siége l'urèthre. »

Cette opinion a été adoptée par Tardieu et Toulmouche.

2° *Blennorrhagie chez l'homme.*— Le diagnostic de la blennorrhagie chez l'homme est plus facile que chez la femme.

Le médecin expert pourra s'enquérir sur l'incubation, qui dure de deux à huit jours, sur la douleur dans les érections, sur la miction, sur le siége, qui commence principalement par la fosse naviculaire; il examinera si le gland est tuméfié, s'il y a écoulement blanc opaque, jaunâtre, si le jet de l'urine est plus mince que d'ordinaire, s'il est en vrille ou en tire-bouchon, s'il y a des douleurs concomitantes dans le trajet du canal, au périnée, aux testicules, et si enfin la *chaudepisse* est cordée. Si l'écoulement est peu abondant et si l'homme prend des précautions pour tromper le médecin, celui-ci pressera sur le périnée de bas en haut et d'arrière en avant, afin de faire arriver une goutte de pus au méat, en pressant toujours sur le trajet du canal.

2e Section. — *Chancre simple ou mou* (*Ulcérations*). — Si le

[1] Tardieu; Attentats aux mœurs, 7e édit., 1878, pag. 49.

[2] Ricord; Annales d'Hyg. publ. et de Méd. lég., 1844, tom. XXXII, pag. 447.

médecin expert doit s'entourer de prudence dans le diagnostic de la blennorrhagie, à plus forte raison doit-il le faire pour le diagnostic des affections chancreuses. Ses explorations ne doivent être ni trop superficielles ni trop prématurées ; il doit au contraire revoir le sujet et se souvenir toujours que l'issue du procès dépend du rapport médico-légal.

Le chancre mou, chez l'homme, peut être confondu avec les ulcérations herpétiques ; *à fortiori* peut-on confondre les deux affections chez la femme.

1° *Chancre mou et ulcérations chez la femme.* — Souvent le chancre mou est confondu, chez la femme, avec d'autres ulcérations, les ulcérations traumatiques principalement, et en second lieu les ulcérations herpétiques. Le siège de l'ulcération ne sera d'aucun secours pour le diagnostic différentiel.

Les ulcérations chancreuses siégeront le plus souvent sur les grandes lèvres, à l'entrée du vagin et à la commissure inférieure ; mais là aussi peuvent siéger les ulcérations traumatiques, herpétiques, les érosions catarrhales et enfin les déchirures de l'hymen à l'entrée du vagin.

La forme de l'ulcération peut être la même dans les cas d'ulcérations chancreuses, d'ulcérations traumatiques, catarrhales ou herpétiques.

Des caractères distinctifs peuvent cependant être établis : c'est que l'ulcération chancreuse prend de l'extension, tandis que les autres sont limitées à l'endroit où elles ont pris naissance et guérissent plus rapidement que l'affection virulente. De plus, le chancre mou est inoculable sur le même individu ; on aura, en outre, l'engorgement ganglionnaire et l'adœnopathie, tandis que les autres éruptions peuvent, par l'inoculation, produire des ulcérations ; mais elles n'auront ni la même marche ni la même consistance et ne produiront qu'une adœnopathie passagère.

La confusion a lieu souvent avec l'herpès ; c'est pourquoi on doit examiner attentivement et à la loupe la surface de l'ulcération. On trouvera que le chancre simple est limité, soit par un cercle d'un certain diamètre, soit par un ovale plus ou moins régulier, soit par une forme irrégulière. L'ulcération herpétique, au contraire, a une forme *polycyclique* et elle résulte de petites vésicules qui se sont ulcérées et fusionnées.

Si l'on suit *l'évolution de la lésion*, on trouvera que la guérison sera hâtive s'il s'agit d'un herpès, et rien ne se produira ; s'il s'agit d'un chancre vrai, la cicatrisation sera plus longue dans la majorité des cas ; enfin, quelques semaines plus tard, paraîtront les accidents généraux. Un véritable piège, dit M. Fournier [1], c'est la coexistence possible des deux lésions que vous cherchez à distinguer, la coexistence de l'herpès et du chancre sur le même sujet, au même siége, dans le même temps.

On peut encore confondre le chancre mou avec l'ecthyma et les ulcérations de la galle.

2° *Chancre mou chez l'homme. Ulcérations herpétiques.* — L'éruption herpétique appelée chez l'homme *herpes præputialis*, n'est pas de nature virulente.

Les ulcérations chancreures siègent surtout au frein et au prépuce. Le médecin expert examinera donc avec soin les ganglions lymphatiques du pli de l'aine et constatera s'ils ne sont pas engorgés et s'il n'y a pas de bubon suppuré.

L'*herpès præputialis* est caractérisé par des vésicules ulcérées rangées en groupe, du volume d'une tête d'épingle, qui se dessèchent sans s'étendre et guérissent sous la croûte.

L'herpès susceptible d'être confondu avec le chancre est l'herpès *confluent*, formant des groupes, des bouquets d'érosions contiguës, lesquelles à un moment donné se réunissent, se fusionnent et aboutissent ainsi à constituer une érosion assez large.

[1] Fournier ; *loc. cit.*, 8e leçon, pag. 242 à 267 ; cité par M. Brouardel dans les Causes d'erreur en cas d'expertise.

C'est aussi l'herpès *creux*, qui va au delà de l'épiderme, qui attaque superficiellement le derme comme le chancre ; c'est l'herpès à *longue durée*, c'est *l'herpès chancriforme*, qui s'en rapproche au point, en quelques circonstances, que, de l'aveu des Maîtres de l'art, de M. Ricord en particulier, il n'est pas de diagnostic possible à établir, à première vue ou pendant un certain temps, entre le chancre et lui [1].

Non seulement le chancre peut être confondu avec l'herpès dans sa forme érosive ou exulcéreuse, mais il risque aussi d'être confondu soit avec une érosion simple, traumatique, inflammatoire ou autre.

3e Section. — *Chancre infectant ou syphilitique. Diagnostic différentiel d'avec le chancre mou.* — Dans le cas de chancre syphilitique, le médecin expert aura à le différencier du chancre mou ; nous donnons ici quelques-uns de leurs caractères différentiels.

1° L'incubation est de longue durée (dix jours à six semaines) dans le cas de chancre vrai ou syphilitique ; elle n'est que de deux ou trois jours pour le chancre mou.

2° Le chancre syphilitique débute par une papule ou un tubercule qui s'ulcérera plus tard ; le chancre mou débute par une pustule. Nous dirons même qu'il y a des chancres vrais qui ne s'ulcèrent jamais [2].

3° Le chancre mou peut être multiple et inoculable ; le chancre vrai est un et n'est pas inoculable sur le même individu.

4° Le chancre vrai suppure peu et le pus qui s'en écoule est plastique ; ses bords sont taillés à pic, non décollés, indurés, et l'on sent, si l'on veut le saisir entre les doigts, comme une plaque cartilagineuse et parcheminée.

L'ulcération du chancre mou tend à s'étendre, s'accompagne

[1] Fournier, 8e leçon.

[2] Hardy ; Leçon sur la syphilis. Gazette des Hôpit., n° 117. 1882.

d'une suppuration abondante et ne peut en aucune façon passer inaperçue. Le chancre vrai peut passer inaperçu. Il donne lieu à une infection lymphatique, à une pléiade ganglionnaire à la troisième période. Cette pléiade ganglionnaire est dure et indolente.

S'agit-il au contraire d'un chancre mou, l'engorgement ganglionnaire l'accompagne et est plus considérable ; de plus, il est douloureux à la pression, il tend à la suppuration, et l'on voit souvent des abcès se former et produire un pus semblable à celui du chancre mou lui-même et, comme lui, auto-inoculable.

Nous avons cru utile et opportun de donner tous ces caractères différentiels afin de ne pas laisser de lacune pour ce qui a trait au diagnostic et à l'expertise médico-légale.

Le médecin expert, qui devra toujours, nous ne saurions trop le répéter, procéder avec réserve et prudence, examinera la gorge, la tête, la surface du corps et toutes les parties où les affections virulentes et syphilitiques peuvent avoir un retentissement.

2ᵉ QUESTION. — *La lésion est-elle contagieuse, ou le conjoint contre lequel l'instance est dirigée peut-il avoir communiqué la maladie à l'autre ?*

Supposons qu'une femme ait des écoulements de nature blennorrhagique : elle pourra très bien communiquer la maladie à son mari. Néanmoins elle peut lui donner la blennorrhagie sans l'avoir elle-même. Une inflammation, en effet, vulvite, vaginite spontanée ou traumatique, le coït trop souvent répété, l'écoulement menstruel, peuvent donner lieu, chez l'homme, à un écoulement qui sera en tout justiciable du même traitement que la blennorrhagie.

Fréquemment, dit Ricord, les femmes donnent la blennorrhagie sans l'avoir, et je ne crois pas trop m'avancer en disant qu'elles en donnent vingt contre une qu'on leur rend : D'après Fournier, « *ce serait le plus fréquemment* » qu'il faudrait dire. Les excès vénériens, venant surtout après des excès alcooliques et pratiqués avec des femmes de flux leucorrhéique ou avec leurs règles, peuvent faire éclater une blennorrhagie.

Il y aurait en outre des gens doués à cet égard d'une fâcheuse prédisposition : les gens blonds, lymphatiques, scrofuleux, et surtout ceux qui ont été déjà atteints une première fois, à tel point qu'il y en a qui ne peuvent s'approcher d'une femme ou commettre le moindre excès sans voir reparaître leur écoulement.

Ricord a exposé son opinion à ce sujet sous une forme plaisante : «*Recette pour attraper la chaudepisse* : Prenez une femme lymphatique, pâle et blonde,qu'elle soit leucorrhéique. Dînez de compagnie; commencez par les huîtres et continuez par les asperges ; buvez sec et beaucoup : vin blanc, champagne, café et liqueurs, tout est bon. Dansez après votre repas. Buvez force bière dans la soirée. La nuit venue, conduisez-vous vaillamment.Deux ou trois rapports ne sont pas de trop, et mieux vaut davantage. Au réveil, n'oubliez pas de prendre un bain chaud et prolongé. Ne négligez pas non plus de prendre une injection.Ce programme rempli, si vous n'avez pas la *chaudepisse*, c'est qu'un dieu vous protège. »

3e Question. — *Les accidents constatés sur l'un et l'autre époux sont-ils correspondants ?*

Supposons d'abord qu'ils ne soient pas correspondants.

Le médecin expert constate chez la femme un écoulement qu'il croit être une blennorrhagie, et chez l'homme l'existence d'un chancre infectant; les deux conjoints auraient donc pris leur affection chacun de son côté dans des endroits différents; mais, d'autre part, est-on absolument certain qu'il n'y ait pas de blennorrhagies syphilitiques ? — Comment se décider [1] ?

Les dualistes refusent au chancre simple la propriété infec-

[1] Leçons de M. le professeur Jaumes.

tante, les unicistes disent au contraire que l'un et l'autre sont la manifestation d'une même affection.

Le mari sera porteur, par exemple, d'un chancre simple avec un bubon suppurant; la femme, d'un chancre infectant avec une pléiade ganglionnaire. Les unicistes et les dualistes ne seront pas d'accord dans l'expertise. Viendra alors un expert qui admettra la théorie d'un chancre mixte, et il dira : Un même chancre peut avoir les qualités du chancre simple et du chancre induré.

Le mari aurait pu donc, d'après ce dernier, avoir communiqué l'un des deux chancres à sa femme, et réciproquement.

A quelle opinion s'arrêtera le magistrat?

Le mari peut être porteur de plaques muqueuses (accidents secondaires) et la femme d'un chancre induré. Pourra-t-on dire que les conjoints ont contracté leur affection loin du lit conjugal, alors qu'on sait que les accidents secondaires peuvent donner lieu à un accident primitif[1]?

Les accidents tertiaires (périostoses, adœnites syphilitiques) ne sont pas reconnus jusqu'à présent comme transmissibles.

La question est, comme on le voit, difficile à élucider, et les juges, devant des théories aussi opposées, se trouveront dans l'impossibilité de prendre une décision.

Supposons maintenant que les accidents soient de même ordre; quel sera celui des deux conjoints qui aura communiqué la maladie à l'autre? « Les époux, dit Legrand du Saulle, s'accusent généralement l'un l'autre; leur témoignage est souvent très équivoque. Ils essayent d'induire le médecin en erreur, et il importe de n'accorder aucune créance à leurs récriminations fausses et intéressées. — On procède, ajoute-t-il, à l'examen de ce que l'on trouve chez les deux époux; se croira-t on en droit de conclure à l'infection de la femme par le mari ou du mari par la femme? En aucune façon; et alors même que le chancre paraîtrait

[1] Leçons de M. le professeur Jaumes.

ancien chez l'un des époux et récent chez l'autre, on ne pourra conclure qu'à l'identité des deux maladies. Il faut laisser à l'enquête et aux débats le soin d'établir la priorité, se tenir sur la réserve et imiter la circonspection de Ricord, qui, malgré sa haute compétence, déclare qu'il est à peu près impossible de déterminer auquel des deux époux doit être attribuée la priorité, chacun d'eux ayant pu contracter isolément la vérole[1].

Consulté par Legrand du Saulle, Ricord s'exprime ainsi au sujet de la syphilis conjugale : « Je refuse à peu près toujours de certifier que M. X... est atteint d'accidents syphilitiques. Si j'ai soigné le malade, je me contente de dire qu'il fasse de mes ordonnances tel usage qu'il croira bon; lorsqu'un magistrat m'interroge dans une enquête civile, je ne réponds que lorsque j'y suis autorisé par l'individu qui m'a consulté; quand il s'agit d'un procès en séparation de corps, je fais tous mes efforts pour que l'instance s'appuie sur un tout autre motif que la maladie vénérienne, d'abord parce que ce motif n'est pas toujours admis et ensuite parce qu'il est à peu près impossible d'établir auquel des époux doit être imputée la priorité de l'infection. »

Le médecin expert aura soin de se rappeler et de faire remarquer que la blennorrhagie peut se prendre dans une baignoire, par exemple, qui n'a pas été bien nettoyée, ou bien au moyen d'éponges qui ont servi à un baigneur infecté et qui n'ont pas été bien lavées ; il se souviendra que la syphilis peut se communiquer en dehors de tout contact vénérien et qu'elle peut, dans des cas, rares, il est vrai, exister à l'insu de la personne qui en est atteinte.

Deux cas feront mieux comprendre la chose et nous prouveront que la communication du virus vénérien aux parties génitales peut avoir lieu sans coït.

1er *Cas*. — Kyan [2] rapporte que deux sœurs ont été atteintes d'une

[1] Legrand du Saulle : Médecine légale, pag. 45.

[2] Taylor; *loc. cit.*, II, 450.

blennhorrhagie dans un bain par une éponge avec laquelle un individu affecté d'une blennorrhagie s'était lavé les parties génitales.

2e *Cas.* — Observation du Dr Rollet [1]. — Malade âgée de 22 ans, d'un tempérament lymphatique. Mariée depuis huit ans, n'a jamais eu d'enfants ; elle vient me consulter avec sa mère en 1857.

Cette dame a eu, il y a trois mois, à la partie moyenne du bord libre de la lèvre inférieure, une ulcération, qu'elle a d'abord prise pour une gerçure, qui s'est ensuite agrandie peu à peu ; il y aurait eu en même temps engorgement des ganglions sous-maxillaires.

Il y a un mois, sont survenues des croûtes dans la tête avec alopécie, enrouement très marqué et éruption générale qui persiste encore. Aucun traitement antisyphilitique n'a été fait.

Actuellement on trouve à la partie moyenne de la lèvre inférieure, une induration élastique très marquée ; les ganglions sous-maxillaires sont encore tuméfiés et un peu douloureux ; tout le corps est couvert d'une éruption papulo-vésiculeuse, confluente au front et autour des ailes du nez, disséminée sur les autres points.

Angine érythémateuse, douleurs dans la déglutition, engorgement des ganglions sous-occipitaux, enrouement et alopécie. Rien aux parties génitales.

Mon diagnostic ne pouvait être douteux ; mais, avant de rien dire, je fis retirer la mère, et resté seul avec la malade, je lui nommai le mal dont elle était affectée, lui demandant si elle voulait qu'il restât un secret entre elle et moi. Elle n'eut pas un instant d'hésitation ; elle voulut que sa mère fût avertie, et c'est avec elle que fut examinée la question de savoir d'où pouvait provenir l'infection.

On n'accusa pas le mari, homme d'habitudes régulières, et on voulut qu'il fût présent à la deuxième visite.

Celui-ci, âgé de 35 ans, d'une bonne constitution, ancien militaire, avoua qu'il avait eu la vérole à l'âge de 22 ans, et qu'il en avait été guéri à l'hôpital de Strasbourg. Il n'avait rien eu depuis, il n'avait absolument rien au moment de mon examen.

Voyant que le mari n'accusait pas la femme, que la femme n'accusait pas le mari, que tout se faisait avec la plus entière bonne foi; considérant que le premier symptôme chez la femme avait été un chancre de la bou-

[1] Rollet ; Traité des maladies vénériennes.

che, je la soumis à un long interrogatoire, d'où il résulta pour moi la conviction qu'elle avait reçu la maladie de sa cuisinière.

En effet, cette jeune dame, bonne ménagère, avait l'habitude de goûter tous les mets que lui préparait cette domestique, avec la même cuillère et immédiatement après elle.

Cette domestique, âgée de 30 ans, avait eu mal au gosier à plusieurs reprises et avait perdu tous ses cheveux; toutefois, avant de me prononcer, je voulus la voir. Cette pauvre fille avait, au moment de mon examen, l'isthme du gosier envahi par une éruption de plaques muqueuses la plus confluente que j'ai vue ; elle me raconta qu'elle était malade depuis huit ou dix mois.

Elle avait eu des accidents aux parties génitales, des croûtes dans les cheveux, avec chute complète de ceux-ci, et un mal de gorge récidivé. Elle n'avait pris pour tout traitement que des gargarismes et acheté une perruque.

Les deux malades ont guéri par un traitement très prolongé; cette dernière surtout a eu plusieurs récidives qui ont fini par céder à l'iodure de potassium.

Il faudra donc avoir présent à l'esprit, dans l'expertise médico-légale, la possibilité que le mal vénérien peut exister sans coït; mais il est clair qu'on n'aura que très rarement, et seulement dans des circonstances particulières, l'occasion de s'assurer de cette possibilité.

Nous donnerons maintenant en résumé les conclusions du Rapport de M. Gustave Lagneau [1] dans un cas d'instance en séparation de corps présenté par Mme X... contre son mari. Nous apporterons ainsi une preuve de plus que l'affection dont l'un des conjoints est atteint peut résulter d'une autre cause que d'un rapport conjugal. Nous verrons de même que l'écoulement dont les conjoints sont affectés peut être correspondant sans résulter d'un coït impur.

[1] Bulletin de la Société de Médecine légale, tom. II, pag. 84.

Résumé du Rapport.— Question médico-légale. Une vaginite a-t-elle été contractée dans les relations conjugales ?

Mme X..., dès l'âge de 12 ans, avait les pâles couleurs et souffrait d'abondantes pertes blanches.

En 1864, lors de son voyage de noces, Mme X... remarquait que ses pertes blanches étaient des pertes vertes, résultat, suivant elle, des fatigues du mariage.

A la suite de couches, elle souffrait d'une maladie de matrice.

En février 1866, M. le Dr Thonion (d'Annecy) visite Mme X..., qui se plaignait de douleurs hypogastriques, de cuissons aux organes génitaux, qui étaient habituellement le siège d'écoulement leuccorrhéique de colorations diverses. M. Thonion, vu les conditions de santé habituelle de madame (leucorrhée, etc.), n'eut pas le moindre soupçon d'une maladie spécifique et vénérienne.

En avril 1867, Mme X... consulta M. le Dr Bonary (de Lyon), qui conclut à une maladie vénérienne.

M. le Dr Chabalier (de Lyon) conclut à une maladie vénérienne non syphilitique qui s'était déclarée sous l'influence d'une contagion.

A la fin de 1867 et en 1868, cette dame vint à Paris consulter M. le Dr Richard, qui pense que la maladie était le résultat d'un coït infectant.

Pendant l'année 1868, M. le Dr Palmier (d'Uriage) constata que la membrane vaginale était encore le siège d'une inflammation, avec rougeur et épanchement, et que les follicules étaient très développées ; la sécrétion était très peu abondante. Ces accidents lui ont paru être le résultat d'une blennorrhagie encore existante.

Les renseignements relatifs à M. X..., qui avait eu un écoulement, sont peu précis et peu nombreux ; il avait pris seulement du copahu et du cubèbe. Ces médicaments n'ont pas de rapport avec la syphilis.

Plus tard, quatre médecins, M. le Dr Gailleton, chirurgien-major de l'Antiquaille, M. le Dr Chavanne, M. le Dr Duparc et Cellier, chirurgiens de l'hôpital d'Annecy, examinent la malade et déclarent qu'elle ne présente aucune trace de maladie récente ou ancienne ; les membres de la Commission l'examinent à leur tour et donnent le même avis. M. Ricord prend connaissance de la consultation donnée par M. Gailleton et accepte d'une manière absolue son argumentation.

M. Gailleton considère Mme X... atteinte d'une métrite avec vaginite consécutive et se refuse de reconnaître dans cette affection une blennorrhagie vénérienne, pour trois motifs principaux : 1° l'absence d'écoulement uréthral ; 2° la persistence de l'état aigu de l'affection ; 3° sa forme granuleuse.

Il cite à l'appui de son opinion MM. Ricord, Rollet, Cullerier, Langlebort, et fait observer qu'un symptôme des plus importants, caractéristique de la blennorrhagie, est l'écoulement uréthral.

La vaginite vénérienne (Gailleton, Ricord) ne dure pas deux ans à l'état aigu ou subaigu ; il n'en est pas de même de la vaginite granuleuse (Rollet, de Lyon), qui, sans se prolonger aussi longtemps, est plus rebelle que la vaginite non granuleuse.

M. Gailleton s'appuie sur les descriptions données par M. Alfred Fournier et surtout par Amédée Deville, de la vaginite granuleuse.

La vaginite granuleuse se montre surtout chez les femmes enceintes ou ayant été enceintes, rarement à la suite de relations affectées de maladies vénériennes, et surtout chez des femmes ayant eu antérieurement d'abondantes flueurs blanches. La grossesse est la cause la plus active de la vaginite granuleuse; la leucorrhée tient le second rang.

M. le professeur Courty (de Montpellier) dit également que la vaginite granuleuse peut se rattacher à un coït suspect et résulter de la contagion ; mais elle dépend plutôt d'une disposition hypertrophique des papilles favorisée par la grossesse.

Le cas de Mme X... doit donc être plutôt attribué à son état leucorrhéique et surtout à son état de grossesse, qu'à une contagion vénérienne.

MM. les Drs Gailleton et Thonion (d'Annecy), s'appuyant de l'opinion de MM. Ricord et Langlebert, font remarquer que parfois des rapports sexuels avec une femme atteinte de catarrhe utérin, de flueurs blanches, sont suivis d'uréthrite ; que le mari peut contracter un écoulement avec sa femme affectée de flueurs blanches, de catarrhe utéro-vaginal, surtout après l'époque menstruelle.

Bon nombre de médecins ont observé de ces écoulements contractés par des hommes sains présentant des écoulements non vénériens.

Fréquemment les femmes donnent la blennorrhagie sans l'avoir : cela se comprend ; car les femmes, si sujettes aux écoulements non syphilitiques des organes génitaux, sont la source des écoulements qui, chez l'homme, peuvent être considérés comme un effet de la contagion virulente.

Toutefois le mari d'une femme affectée d'écoulement non vénérien jouirait d'une immunité relative par une sorte d'habitude (Ricord, Lettres sur la Syphilis). M. X... n'aurait alors joui nullement de cette immunité.

On voit que dans cette discussion, des faits non contradictoires, mais différents par leur étiologie, peuvent être tour à tour invoqués comme exemple à l'appui, soit de la transmission d'une affection vénérienne de M. à Mme X..., soit de l'écoulement uréthral de M. X... par l'abondante sécrétion génitale de sa femme.

La Commission est d'avis que l'affection de Mme X... paraît avoir consisté en une vaginite granuleuse compliquée de métrite, vraisemblablement de prédispositions morbides, leucorrhée, gestation, et non d'une contagion vénérienne.

L'instance fut rejetée.

L'expertise médico-légale, dans les cas de maladies communiquées, est, comme on le voit, difficile et délicate ; il faut user de prudence et s'appuyer autant que possible sur les renseignements cliniques. Lorsque les faits ne sont pas évidents, le médecin expert ne doit pas hésiter à avouer son incertitude.

« Lorsque les médecins n'apportent à la Justice qu'un tribut de connaissances indécises et imparfaites, ils doivent faire toujours le loyal aveu de leur faiblesse et de leur insuffisance. Personne ne songera à leur garder rancune de cette prudente réserve et chacun honorera leur probité [1]. »

[1] Legrand du Saulle ; Médecine légale.

CHAPITRE VI.

Coups et Blessures.

(Sévices et excès.)

Nulle part le législateur ne s'est prononcé sur les sévices et excès ; il a laissé aux magistrats le soin d'apprécier la valeur des instances en séparation, et l'appréciation n'a lieu le plus souvent qu'après les constatations médico-légales.

Les sévices (de *sævitia*, cruauté) sont des mauvais traitements qui ne peuvent mettre l'existence en danger, mais qui sont en général dictés par la méchanceté, la cruauté, deviennent en quelque sorte habituels et détériorent par là même la santé de l'époux qui les endure.

Les excès sont des actes qui dépassent toute mesure ou, mieux encore, des attentats qui mettent en danger la vie de celui qui en est la victime.

Ainsi, tandis que les excès sont menaçants pour les jours de la personne qui les subit, les sévices désignent des voies de fait moins graves et toute espèce de mauvais traitements.

RÔLE ET INTERVENTION DU MÉDECIN LÉGISTE.

Où commence l'intervention du médecin et où finit son rôle ?

L'intervention médicale peut être d'abord officieuse, pour prendre ensuite un caractère officiel ; ou bien elle est directement officielle.

Dans le premier cas, le médecin n'est pas requis par le magistrat; c'est la victime qui se présente dans son cabinet, le prie de constater les traces des coups qu'elle a sur son corps et lui demande un certificat.

Dans le deuxième, et ce sont les cas les plus graves, il est requis par la Justice et commis par elle à l'examen des blessures ou des lésions de toute sorte qui peuvent avoir amené des désordres tels que l'existence du plaignant soit véritablement en danger.

Le médecin examine et constate avec le plus grand soin, et rédige ensuite son rapport avec précision et netteté.

M. le professeur Jaumes[1] ne cesse de répéter dans ses leçons que le médecin légiste doit se borner à constater, et rien de plus.

Ses rapports et ses certificats doivent lui être dictés par la plus grande prudence ; il ne doit en aucune façon sortir de son rôle, c'est-à-dire qu'il ne doit jamais discuter la moralité des faits, ni s'ériger en juge, en concluant dans ses constatations qu'il y a lieu d'admettre l'instance.

Il ne doit, disons-nous, que constater, et rien de plus ; là finit son rôle, pour faire place à l'intervention judiciaire et à l'appréciation des magistats, qui appliquent la loi après avoir discuté la gravité et la moralité des faits qui leur sont rapportés.

Telles voies de fait, insuffisantes pour séparer deux époux de la classe inférieure du peuple, prennent, entre personnes d'une condition plus relevée, un caractère de gravité qui peut devenir un motif légitime de séparation ; car il est évident que les habitudes et les mœurs de la classe inférieure rendent le plus souvent tolérables et passagers des emportements qui, dans tout autre rang, laisseraient de longs ressentiments et des haines irréconciliables.

C'est par conséquent aux magistrats et non au médecin de juger sur la gravité et la moralité des faits et de conclure, d'après les constations médico-légales, s'il y a lieu oui ou non d'admettre l'instance.

[1] Jaumes ; Leçons.

PREMIÈRE OBSERVATION.

(Rapportée et recueillie au cours de M. le professeur JAUMES.)

Mme X... nous prie de passer chez elle. Nous nous rendîmes en effet à son domicile, et nous la trouvâmes agitée et furieuse contre son mari, qui, disait-elle, l'avait maltraitée et lui avait donné des coups dont elle demande à nous faire voir les traces. Elle nous montra une contusion légère de la grandeur d'une pièce de cinquante centimes, siégeant au-dessus du sein gauche. Interrogée s'il n'y avait rien autre chose, Mme X... répondit négativement. Nous lui délivrâmes alors, sur sa demande, un certificat constatant qu'elle portait une contusion légère au-dessus du sein gauche.

OBSERVATION II.

(Cours de M. JAUMES.)

Mme B..., journalière, se présente dans notre cabinet et nous prie de voir une blessure qu'elle portait à la tête. Nous l'examinâmes et nous trouvâmes sur le pariétal gauche une blessure qu'elle dit et qui paraissait en effet avoir été faite par un coup de ciseaux. De plus, comme elle avait les cheveux coupés ras, nous lui en demandâmes la raison. Mme B... répondit que son mari les lui avait coupés partout (*sic*).

Nous constatâmes le fait et nous lui délivrâmes le certificat qu'elle réclamait, c'est-à-dire que nous déclarâmes qu'elle portait une blessure à la tête, produite par un coup de ciseaux, et que, de plus, elle avait les cheveux et les poils complètement coupés.

OBSERVATION III (Personnelle).

M. C..., brigadier de gendarmerie, épousa en 1876 la demoiselle X... Quelque temps après le mariage, Mme C... injuria son mari, qui s'était avisé de lui dire que le potage sentait le brûlé. Quelque temps après, elle le souffleta à propos de rien, puis enfin elle se livra à des excès. Tantôt c'était à coups de canne et tantôt, si on se trouvait à table, c'était le premier ustensile venu, la grande cuillère à potage, par exemple, qui lui servait pour administrer la correction. Bref, un soir le brigadier rentra en retard de la correspondance. A peine fut-il chez lui que Mme C... devint furieuse et fit sauter le dîner par la fenêtre. Sur la menace du brigadier de lui brûler la cervelle si elle continuait ce train, madame, qui était douée d'une force musculaire peu commune, lui arracha le fusil des mains et le fit tomber à la renverse en l'assommant à coups de crosse.

Averti du fait, le colonel donna ordre de la mettre à la porte de la caserne ; le médecin expert intervint à son tour, constata les coups et blessures, et la séparation de corps fut prononcée sur l'instance du brigadier.

Quelques mois après la décision du Tribunal, les deux époux entrèrent en bonne intelligence, et Mme C..., profitant de la leçon, modéra l'ardeur qu'elle avait dans ses mains.

CHAPITRE VII.

Allégation en réconciliation.

Nous ne voulons pas nous étendre longuement sur cette hypothèse, qui se présentera rarement. Mais il faut pourtant, pour être autant que possible complet, en dire un mot.

Voici la situation que nous examinerons dans ce chapitre. Les époux ont introduit une demande en séparation de corps ou en divorce devant les Tribunaux ; durant le temps que la procédure, très longue en cette matière, s'instruit— il semble que le législateur ait voulu accorder le temps de la réflexion aux époux — un fait se produit (grossesse de la femme) qui, s'il n'est pas rigoureusement détruit par l'autre époux, éteindrait la demande en séparation de corps ou en divorce, car cela suppose au premier chef la réconciliation. La femme se dit enceinte de son mari ; devant cette allégation de la femme, le mari est admis à faire la preuve contraire par tous les moyens (preuve écrite ou par témoins) de sa non-réconciliation. Il peut alléguer à son tour l'impuissance pour combattre l'affirmation de sa femme.

Quel est le rôle du médecin légiste dans cette hypothèse ?

Nous répondons que le médecin peut être appelé à examiner les deux faits (la grossesse de la femme et l'impuissance du mari), et qu'il doit faire son rapport sans s'occuper des circonstances qui ont pu amener une pareille situation.

Nous renvoyons, pour plus d'explication sur ces deux points, aux chapitres qui traitent de la grossesse de la femme et de l'impuissance du mari.

CONCLUSIONS.

Que conclure de ce que nous avons dit dans notre travail?

Quel que soit le cas où il intervienne (grossesse antérieure au mariage, adultère, exercice du droit marital, actes immoraux, maladies communiquées, etc.), le médecin légiste doit se borner à constater, et rien de plus, en se *souvenant toujours qu'il est médecin et rien que médecin.*

Nous nous résumerons donc en disant :

1° Qu'il ne doit jamais empiéter sur le rôle du magistrat, en voulant apprécier le côté moral et la gravité des faits.

2° Qu'il ne doit, en aucune circonstance, profiter, pour accomplir sa mission, de la force que pourrait lui offrir la Justice.

3° Qu'il doit enfin faire appel dans ses expertises à une réserve et à une prudence sans bornes, et ne conclure que quand il est sûr de son diagnostic.

INDEX BIBLIOGRAPHIQUE.

Annales de Médecine légale, tom. XXXVIII, 2e série.

Casper-Liman.

Briand et Chaudé.

Bergeret. — Des fraudes dans l'accomplissement des fonctions génératrices.

Brouardel. — Commentaires de Médecine légale.

— Causes d'erreur dans les expertises.

Bulletin de la Société de Médecine légale, tom. II.

Bulletin de la Société de Médecine légale, tom. VII.

Dalloz. — Art. Adultère, Rép. alph.

Devergie. — Tom. Ier, 3e édition.

Dussac. — Thèse de Paris, 1878.

Fournier. — Leçons sur la syphilis.

Hardy. — Gaz. Hop., n° 117, année 1882.

Hoffmann. — Médecine légale.

Jaumes. — Leçons sur la séparation de corps (été 1884).

Legrand du Saulle. — Médecine légale.

Lutaud. — Médecine légale.

Ricord. — Annales d'Hygiène et de Médecine légale.

Rollet. — Traité des maladies vénériennes.

Stolz. — Art. Grossesse, Médecine légale. Nouv. Dict. de Médecine et de Chirurgie, tom. XVII.

Tardieu. — Attentats aux mœurs, 7e édition.

Tourdes. — Art. Mariage. Dict. encyclopédique.

TABLE DES MATIÈRES.

www.ingramcontent.com/pod-product-compliance
Lightning Source LLC
LaVergne TN
LVHW020040170826
845678LV00001B/355

9782329693835